ケア 語りの場としての心理臨床

看護・医療現場での心理的支援

坂田真穂【著】
皆藤 章【序文】

福村出版

序文――ケアをするということ

ケアは、根源的には、それを求める声を発するひとと、その声を聴くひととの関係に生まれる人間の行為である。求める声は、音声であれ表情であれ行動であれ、通常は苦しみや痛みや悲しみに溢れている。したがって、声を聴くには、ただ音声を聴覚で拾えば事足りるわけではない。その表情や行動に、発し手のありように、感性と人間性でもってかかわり、発し手の苦悩を受け取ることが求められる。そのようにして声を聴いたひとは、苦悩の訴えに応えようとするだろう。そしてそこにケアの関係が生まれる。

ケアの関係を生きるなかで、ケアをするという行為は、しばしば、身体的にも心理的にも思うに任せぬ辛く苦しいものとなる。けれども、ケアをするひとは、その行為がどんなに辛く苦しいものであっても、自分よりも相手の方が辛く苦しいのだということに気づいたり、自分もまたケアされているのだということに気づいたりする。不思議に思われるかも知れないが、経験が語らしめる真実である。そしてこの気づきが、終わりの見えない、長く続くケアの営みを支える力となるのである。この意味で、ケアには互酬性がある。パターナリズムのような、強者から弱者に施されるような一方的な行為では、けっしてない。

本書は、わたしが京都大学の教員時代に指導をした坂田真穂さんの博士論文が基になっている。学術論文で「ケア」を取り上げ論じることは、さぞかし苦労の要る作業であったことだろう。というのも、ケアを、ある定められた枠組みで切り取って定義づけ研究対象にするというのでは、そこから漏れ出てしまうものがあまりにも大きいのである。介護施設や病院から、学校、会社、家庭に到るまで、さらには自然とのかかわりのなかにも、ケアは存在する。それと意識しているかどうかはともかく、老若男女すべてがケアを必要としているとも言えるのである。そのような、遍く存在するケアを、ごく小さな枠組みのなかで論じることは、その本質を損なう危険を冒すことでもある。坂田さんは、そのことを良く理解して、感性と人間性を巧みに、そして濃厚に織り交ぜてケアの本質に迫り、説得力をもって論を展開している。取り上げられた豊富な事例は、その論の支柱となっている。読み手は、さながら本書と対話しながら、自身のケアのイメージが変容していくプロセスを経験するのではないだろうか。それは、ことばを換えれば、本書と読み手がケアの関係を生きる、ということでもあるだろう。ケアとはいったい何なのだろう、との問いを正面から受け止め、揺籃《ゆりかご》のなかで揺すぶりながら、それぞれにとっての意味ある答えを見出していくことであろう。

この時代、辺りに目をやってみると、気づかうとか、世話をするとか、面倒をみるとか、これらケアに一般的にイメージされる行為が本来の意味を失いつつあるのではないかと危惧することがしばしばある。気づかうことは、忖度《そんたく》になったり誰かの機嫌をとっておもねることになったり、世話をすることは、互酬性のない一方的な行為になってしまったり、挙げ句の果てには自殺や介護殺人を引き起こすことに繋がってしまったり、面倒をみることは、権力的な仕組みを作ることになって、そこで虐待やDVなどの悲惨な暴力を生むことになってしまったりと、ケアにイメージされる行為は、ケアの本質とはまったく正反対の、これ以上はないという対極の行為に、たやすく変容してしまう、そういう危険性を秘めた時代に、歯車が狂わないようにと願いながら、私たちは生きている。そのような現代にあって、あらためて本書から、ケアという行為が現代にとってもつ意味を考えさせられることであろう。

本書を読みながら、このような時代にケアをする仕事に携わることは、広い意味では人間性を取り戻そうとする試みであるように思われてくる。それはまた、ケアの根源的な意味を蘇らせようとする行為でもあるように感じられてくる。ケアをする仕事に携わるということは、すべての人たちが必要としている、これから必要になるケアを、それがいったい何なのかを、ケアを受けるひととのかかわり合いの中から見出していこうとする営みのように感じられてくるのである。

先に述べたように、ケアを求める声は、苦しみ、痛み、悲しみに溢れている。ここで、人間の苦悩ということに視点を移して、日常でもよく使われる「四苦八苦」を取り上げてみたい。これは、仏教由来のことばである。四苦は生老病死。この世に生を受け、齢を重ねて老い、病いに罹り、死に逝く。これらは根源的な人間の苦しみであるとされる。この四苦に、人間であるが故に味わう四苦が加わる。それを簡潔にいうと、愛するひととの別れの苦しみ（愛別離苦《あいべつりく》）、怨み憎しみに出会う苦しみ（怨憎会苦《おんぞうえく》）、求めて得られない苦しみ（求不得苦《ぐふとくく》）、身体とこころが思うに任せない苦しみ（五蘊盛苦《ごうんじょうく》）である。これら四苦を生老病死と合わせて八苦とし、それが人間の一生の必然だと仏教は教える。古来、ひとは誰しも苦悩から逃れたいと願ってきた。現代ではどうだろうか。科学が最高度に発展した現在、社会を見渡してみると、いまもなおこの八苦から逃れようのない人間模様が浮き彫りになってくる。たしかに、科学や医学の発展によって、かつてなら不治とされた病気が治癒するようになり、合理的で快適な暮らしが手に入るようになった。けれども、この現代、四苦八苦は姿を消しただろうか。生死は苦悩ではなくなっただろうか。周産期医療は「生」を巡って、養護施設は「老」を巡って苦悩に喘ぐ声を聴く。「病」は家庭から病院まで到るところで絶えることはない。終末期医療は「死」を巡る苦悩に煩悶している。不慮の事故や自然災害で愛するひとを亡くしたり、ひととの関係の中で憎悪や怨念、欲求不満やイライラを味わったり、あるいは煩悩に苦しんだりと、苦悩はいささかも平穏に席を譲ることがない。しかも苦悩は、予期せぬ時に、突如として生活を襲う。けっして、対岸の火事などと言って安閑としておれないのである。このような人間であるが故に生まれる苦悩は、根源的な行為であるケアの関係のなかで経験し直される可能性を秘めている。そのことを本書は伝えようとしている。ケアをするひとは、自らもまた苦悩を味わうひとりの人間として苦悩するひとにかかわる、そのかかわり合いから生まれる根源的な人間の姿を見せようとしているのである。

現代《いま》こそが、ケアをとおして人間の真価が問われる時代《とき》ではないだろうか。誰もが苦悩から逃れられないように、誰もがケアから目を背けて生きることはできない。そのことを、素直にそして真摯に受け止めて、現代《いま》を生きる知恵を、本書は伝えようとしている。

本書を手にする誰しもが、「ケア」ということばに惹《ひ》かれたことだろう。何らかの形で、それぞれの生活の身近に、このことばにイメージされる世界が拡がっていることであろう。それほどに、ケアという行為が含み込む地平は広大である。本書をとおして、読者の世界が創造的な変容を遂げることになれば、意義深いことである。

今春、新型コロナウィルスが全世界で猛威を振るった。生命、経済、仕事、学校、そして生活。人間の活動すべてにケアが必要な数ヶ月だった。この序文に筆を執っているとき、終息はまだ見えていないが、私たちは、もう十分に、ケアが人間生活にどれほど重要であるかを思い知ったのではないだろうか。

著者の坂田真穂さんは、臨床心理士の矜恃を謙虚にしなやかに生きるひとである。苦悩を抱えるひとに深く寄り添い、その主体性を尊重し、歩みをともにしている。その長年に亘る経験から本書が生まれた。二〇年以上も前、坂田さんとわたしを繋いでくださった、ふたりをケアしてくださったある先生のことが思い出される。先生も、きっと本書の出版を喜んでくださるに違いない。

二〇二〇年五月

皆藤　章

◉目次

序章

医療は、医術や医薬によって病気や怪我そのものの治癒を目指すキュア（cure）と、看護や介護によって病人の心身の世話をするケア（care）から成っています。このキュアとケアは、相乗的効果をもたらす関係にあり、ケアは患者のキュアを助け、合併症の予防や症状の悪化を最小限にとどめることを目的として行われています。けれども、急性期や回復期にある患者にはキュアが中心になる一方、慢性期から末期にかけてはケアの占める割合が高くなるといったように、患者の病状によって施されるキュアとケアの割合は異なります。糖尿病などの慢性疾患や、末期癌患者へのターミナル・ケアなどに対しては、キュアよりも、むしろ残された生をいかに安楽なものにするかという視点に立つケアが大きな役割を果たすことがあります。つまり、キュアは治癒可能な患者にのみ行われるのに対し、ケアは治癒させることが困難な病気や障害をもつ患者に対しても行われています。このケアの性質は、中井の「医者が治せる患者は少ない。しかし看護できない患者はいない。息を引き取るまで、看護だけはできるのだ」[1]という言葉にもよく表されています。

また、キュアが医術や医薬に関する専門家によって行われるのに対し、看護や介護といったケアは、家庭の中でも母親を初めとする家族の手によって行われてきました。熱を出した子どもの額を氷嚢《ひょうのう》で冷やし、汗に湿った寝巻きを取り替えるという家庭ケアは、母親たちが自然に行ってきた人間的営みです。また、病者だけでなく、赤子に乳を与え排泄の世話をしたり、年老いた親の歩行を支え心身の清潔を保つのもまた、私たちの身近にあるケアです。ケアはまさに、人間が生まれた最初期からそのいのちの最期まで与えられるものなのです。

『看護覚え書』(2)は、現代でも看護学生がその教育の始まりに必ず学ぶ看護テキストですが、その冒頭には、この本が看護師ではなく一般人に向けて書かれたものである旨が明記されています。そして、「女性は誰もが看護婦なのである」という言葉とともに、ケアが本来、私たちの本能的行為であり、自然の営みの一部であることを再確認させます。ケアは、誰しもが困窮する他者に対して行い得る、人間の根源的な感情に根差した行為なのです。

しかし、私たちが太古の昔から行ってきたこの身近な行為が、近年では医学の発達や人々の社会生活の変化に伴って、地域や家庭で担われることが少なくなりました。乳幼児は保育所で、高齢者や障害者は介護施設で、また傷病者は病院でケアを受けることが増えました。今や私たちの85%が病院や福祉施設で看護師や介護士等の専門家のケアを受けながら最期を迎える時代になったといわれています(3)。また、数少ない自宅での看取りでさえも、訪問看護師など、何らかの専門家がかかわっているケースがほとんどです。

鷲田は、かつて家庭や地域で担われていた出産や看病、介護、看取り、葬式といった「命のベーシックス」と呼ばれる事柄が、今や公共機関やサービス業者、ケアの専門家に委託されるようになったと指摘しています(4)。そして、その背景として、これまで家庭でケアを担ってきた女性の社会参加があることを挙げ、女性の社会参加と引き換えに、私たちが家庭や地域において自分自身で誰かをケアすることができなくなってしまったのだと述べています。

しかしながら、病院や施設などで行われている「職業としてのケア」は、これまで家庭や地域で担ってきたケアを、忙しい家族の代わりに行っているだけのものでしょうか。つまり、家族によるケアと専門家が行うケアは同質のものなのでしょうか。専門家によるケアは、家族によるケアの本質を受け継いではいるものの、それらは同じではないと筆者は考えています。

まず、その違いとして、専門家には、特別な教育や訓練を受けたことによる知識やスキルがあります。看護師や介護福祉士はケアの専門家として、家庭ケアとは一線を画した高度な知識や技術をもってケアを提供しています。

さらに、両者の間には根本的に異なる点があります。それは、「何が彼女ら（彼ら）をケアに向かわせているか」というケアの立脚点です。老親への在宅介護が相手との絆によってなされているように[5]、家庭ケアでは、家族愛や夫婦愛、あるいは情や関係性、家庭内役割と呼ばれるものが私たちをケアへと向かわせています。一方、「職業としてのケア」は、たった今病院に搬送されてきたばかりの見知らぬ患者に対しても行われることから、家庭ケアのような、積み重ねてきた人間関係や、愛情および責任といったものとは無関係に発生しています。

けれども、これまで培ってきた相手との関係や愛情によるものではないからといって、「職業としてのケア」が非人間的だというわけではありません。たとえば看護師たちは、朝早くに出勤して患者の状態・情報を確認し、交代で昼食を摂った後、夜まで忙しく病棟を走り回ります。そして、さまざまな処置の合間を縫って、患者の身体を拭き、歯を磨いてやり、同僚看護師と患者の状況について話し合います。家族や子どもを家に残して夜間や休日でさえも出勤し、患者の世話をする看護師も少なくありません。「職業としてのケア」はむしろ、家庭ケアにひけをとらない献身とともに行われています。

それでは、「職業としてのケア」は、いったい何を支えにして行われているのでしょうか。そのモチベーションのひとつとして金銭的報酬があるでしょう。技能の高度さやケアの立脚点に続く、「職業としてのケア」が家庭ケアと異なる第三の点は、ケアを行うことによって金銭的報酬を得る点であり、実際、多くの者にとってそれは重要なモチベーションのひとつになっています。たとえば、資格職である看護師は、その収入の安定感からも人気職業です。また、ケアの仕事は女性が活躍できる場のひとつでもあることから、家庭を支える必要のある女性にとって、そこから得られる金銭的報酬は生活の助けにもなっています。

しかし、看護師という職業は、交代制勤務であることや、夜勤があること、力仕事や汚れ仕事があること、そしてその仕事量の多さ、さらには、チーム医療における人間関係の難しさや人命にかかわる責任の重さを考えると、金銭的報酬だけを動機にして続けるには心身への負担があまりに大きい仕事だといえます。それにもかかわらず、彼女ら（彼ら）が激務を続けるのには、金銭的報酬だけではない、彼女ら（彼ら）をケアへと駆り立てる「何か」があるように思われてなりません。

ケアの哲学を体系的に論じたメイヤロフは、ケア行為を通して、ケアを受けるひとだけでなくケアするひとも成長すると述べています[6]。それは、ケアを通じて、ケアするひとがケアを受けるひとを「自分自身の延長」と捉え、またケアによってもたらされる相手の変化を「自分自身の幸福感と結びついているもの」として経験するためです。同時に、ケアをすることによって、「自分自身が他者の成長のために必要とされていること」を感じ取ることにもよります。

また、神谷は、「患者と医療者は、互いに生きがいを与え合う間柄」だとして、自分の存在は何かのため、または誰かのために必要であると感じることで生きがいを認める人が多いと述べています[7]。自分が誰かのために必要とされる存在であること、何かの役に立てると感じられることは、私たち全ての人間にとって重要な感覚ですが、目の前に苦しむ患者がいる看護師にとってはなおさら、患者に安楽を与えられるケアはより大きな意味をもって体験されるでしょう。

また、看護師がその専門的技術によって患者に働きかけることで、患者の健康回復とともに、看護師の自己（孤立してある自己ではなく、行為によって他者とともにある自己、他者とともに共存する共生的な自己である「セルフ」）への自覚が生まれるともいわれています[8]。

これらのケア論は、古来より言い伝えられてきた「情けは人の為ならず」ということわざを思い出させます。他者をケアすることは、相手のためだけに行われるのではありません。ケアするひと自身にも返報されるものがあり、それが彼女ら（彼ら）をケアへと向かわせています。しかし、メイヤロフのケア論において、ケアにはケアするひと自身へのケアも含まれていることが述べられている以外は、ケアの返報がどのようなものであるか、ケアするひとがそれをどのように受け取っているか、そして受け取れない場合にはどのような問題が生じるのかについては詳細に示されていません。また、筆者の知る限り、こういったことについて体系的にまとめられた文献も見当たりません。

こうした研究がなされてこなかった背景には、ケア研究が主に医療分野においてなされている中で、ケアするひとがケアの返報を受け取っているということが医療者の無意識的抵抗を煽るためではないかと考えられます（先出のメイヤロフは哲学者であって医療関係者ではありません）。医療や看護には、「ケアは患者のために行われるべきものである」という強い理念とそれに基づいた教育があります。この「施されるべきは患者である」という概念は、たとえば、災害医療救援等において食料や必要物資の持参が常識であること、すなわち支援者が被支援者から施されることがあってはならないという教えにも見て取れます。この、「施す者」が「施される者」であってはならない、もしくは「ケアするひと」が「ケアを受けるひと」であってはならないという医療教育や医療文化の特徴が、医療において「施される者」としての患者と「施す者」としての医療者を明確に分離させ、「施す者」「ケアするひと」という医療者アイデンティティを形作っています。その結果、ケアすることがケアするひと自身のためにも行われているという視点への無意識的抵抗が起こり、その点から目をそらしたまま、ケアがもたらす疲弊への研究が進められてきたと思われます。

患者の病状によって施されるキュアとケアの割合が異なることはすでに述べましたが、医療者の職種によっても担っているキュアとケアの割合は異なります。たとえば、多くの場合、医師はキュアに重きを置き、看護師はケアをその専門性の中心に置いています。また、技師職は、キュアやケアを直接行うというよりは他職種が行うキュア行為やケア行為を助ける役割を担うことが多いでしょう。

筆者が勤務する救命救急センターを備えた地域拠点病院では、医師や看護師、薬剤師や各種技師職といった医療専門職に加え、管理栄養士や社会福祉士などの非医療専門職も含めた多職種が協働しています。筆者はそこで職員相談室のセラピストとして医療従事者への心理的支援を十数年に渡って行ってきましたが、彼らのやりがいや葛藤、疲弊のありようは、「医療従事者」という枠では一括りにできないほど、職種ごとに異なっています。

筆者は、自身の臨床実践から、医療現場において彼らがキュアとケアのどちらをどの程度担っているかが、その葛藤や疲弊における違いのひとつになっているのではないかと考えています。医師などのように、キュアを主に担当する職種には、生死を分ける判断や処置への責任の重さに加え、長時間労働等による身体的疲弊に起因する心理的疲弊や、同職種間あるいは患者（とその家族）との対人ストレスが高いと考えられます。また、看護師などのケアを主に担当する職種では、自らのケア技術の不充分さによるストレスや、同僚との対人葛藤に加え、患者の回復や反応が得られないことに関連する心理的疲弊の報告をよく耳にします。いずれの職種にも、職務の性質に起因する葛藤や心理的疲弊があります。また、相談室を気軽に利用する職種もあれば、ほとんど来談することのない職種もあることから、心理相談への抵抗感や日常業務における心理的負担にも差があるという印象を受けています。

筆者が職員への心理的支援を担当している病院内職員相談室では、来談者の多くを占めるのが看護師です。看護師は院内最大の医療専門職集団ではあるものの、院内で働く他の医療専門職（医師、薬剤師、各技師職等）との人数比率と考え合わせても、その来談割合は高いといえます。看護師の疲弊が目立つことについて筆者は、彼女ら（彼ら）の中心的職務がケアであることと深い関係があると感じています。

医師等が行う治療行為（キュア）が患者の心身への深い理解に基づいていることは言うまでもありませんが、治療に際しては、患者へのリアルな共感がいかなるときも必要だというわけではありません。たとえば、医師が患者の身体にメスを入れるとき、あるいは患者の壊死した肉片を削ぎ落とすとき、患者の苦痛への共感によって引き起こされる強い感情は、医師の冷静な判断を鈍らせ、的確な処置を困難にする場合があります。自分の家族の治療をしない医師が少なくないのもそのような理由からでしょう。むしろ、治療とは、自らの揺れる感情からの解離すら要求するほど、治療者に自己コントロールを課す行為だといえます。また実際、医師が患者の気持ちに共感している余裕などないほどに切迫した場面もあるかもしれません。いずれにせよ、治療は、時に医師の人間的感情や患者の苦痛への共感を排除しながら進められます。

しかし、一方で、共感を排除した治療は、患者の感情や人間としての尊厳を取り残してしまいます。そこで、治療に専念する医師の傍らにおいて、患者の不安や恐怖といった感情に気づき、手を取り言葉をかける役割を担っているのが看護師です。すなわち、治療において排除せざるを得なかった患者や治療者自身の感情を救い上げ、患者の身体へのかかわりを通じて、その人間的感情までをもケアする役割を担っているのです。この役割が看護師の心理的疲弊と深く関連していると思われます。

看護師の心理的疲弊が特に目立つという筆者の実感を裏付けるように、看護師の心理的疲弊に関する報告は1980年以降増加の一途にあります。そして今や、看護師の心理的支援は社会的課題のひとつにもなっています。医学系論文の検索サービスである医学中央雑誌（医中誌）Web版にて、「看護師」と「ストレス」という用語で検索すれば、膨大な量の先行研究に行き当たりますが、未だ看護師の心理的疲弊には大きな改善がみられていません。筆者の職員相談室に来談する看護師も減少しておらず、彼女ら（彼ら）の心理的疲弊の程度も軽減されているようには思われません。これほど多くの研究がなされているにもかかわらず、状況の改善がみられないのはなぜでしょうか。

ひとつには、先行研究が膨大すぎて逆に全貌が見えづらく、何が心理的疲弊の要因であるのかが特定できなくなっていることがあります。膨大な量の先行研究それぞれにおいて疲弊要因として焦点づけられたポイントが異なる上に、看護単位ごとの研究も多く、全体として看護における疲弊のありようがぼやけてしまっているのです。また、もうひとつの原因としては、心理的疲弊や心的ストレスについて検討されているにもかかわらず、先行研究のほとんどが、それらを引き起こす労働環境や労働条件などの外的要因や、看護師の年齢や経験年数などの内的要因に焦点を当てるに留まっていることが考えられます。すなわち、ケアそのものがケアするひとのこころに与える影響が考慮されていないのです。すなわちケア行為がケアするひとにもたらす心理臨床的意味を横に置いたままその心理的疲弊を理解しようとしていることが、根本的な問題改善に至らない理由のひとつでしょう。これには、先に述べたような、ケアがケアするひとにもたらす返報について考えることへの無意識的抵抗も関係しているかもしれません。

筆者は、心理的に疲弊しきった看護師に出会う度、「こんなに疲弊しているにもかかわらず、なぜこの仕事を続けようとするのだろう」という疑問を感じ続けてきました。世間では、看護師の離職率について取り上げられることも多いですが、一般社会人の離職率が15・6%[9]であることと比較すると、10・9%[10]という看護師の離職率は実際には特別高いわけではありません。さらに、仮にその病院を退職したとしても、別の病院で看護自体を継続することが多い現実もあり、看護師という職業自体を離職することはむしろ少ないのです。

疲弊してもなお看護という現場に彼女ら（彼ら）が留まる理由のひとつとして、彼女ら（彼ら）にとってケアという行為が生きる上で重要な心理臨床的意味をもっているためではないかと考えています。もし、ケアがケアするひとに疲弊のリスクや苦痛しか与えないのであれば、ケアという行為がこれほどまでに日常的に行われることはないでしょう。むしろ、ケアによる心理的疲弊は、ケアがもたらす重要な心理臨床的意味と表裏一体にあるように思えてなりません。そのため、彼女ら（彼ら）の心理的疲弊を真に理解し、適切な支援を行うためには、ケアの心理臨床的意味について理解することが不可欠だと思われます。

以上のことを踏まえて、本書では、ケアを起源や歴史的発展から捉え直すことや、ケアと深く関連する諸概念を哲学的・文化人類学的視点から考察することを通じて、ケアの本質に迫り、ケアを職業とすることがケアするひとに与える心理臨床的意味を検討したいと思います。また、ケアによってもたらされる心理臨床的意味と表裏一体であると思われる心理的疲弊についても、自験例をもとに考えていきます。

しかしながら、ケアと一口に言っても、身体の痛む箇所に温かい手で優しく触れられる身体へのケアや、護られた場で言葉やイメージによってこころの問題に向き合う心理ケア、経済的あるいは生活的自立を支援する社会ケアなど、さまざまな形態があります。看護や介護をはじめ、福祉相談や心理療法などもケアのひとつですが、広義には、教師などによって行われる職業的活動もケアといえます[11]。

また、身体のケアに限っても、看護と介護では、傷病や高齢のために自立できなくなったところを支えるという共通点があるものの、そのケアのありようや目指すところは異なります。介護保健法第七条[12]で、介護は「入浴・排泄・食事等の介護、その他の日常生活上の世話」と定義されているのに対して、看護は、保健師助産師看護師法第五条[3]で「療養上の世話または診療の補助」と定義されています。介護は、疾病や高齢、障害などにより困難となった生活を助け、より安楽に過ごせるためのいわば「生活へのケア」であるのに対し、看護は、怪我や病気の悪化を最小限に防ぐ手立てを考え、病気からの治癒の可能性を最大限に高めるための「生命へのケア」を目指しているといえます。この違いは、介護士と看護師における、ケア対象者の生活機能に対する認識を比較した調査で、「食べること」に対して、介護職は、嗜好を考慮した食品の選択や誤嚥予防など、楽しく安全に食べる支援・援助を重視していたのに対し、看護職は食事摂取量の確保を重視していたという報告からも明らかです[13]。

しかしそうした違いがある一方で、対象が身体であれ、精神であれ、社会的生活であれ、ケアの本質は共通しているともいえます。ケアの対象が身体である看護や介護、理学療法や整体、鍼灸、エステティックは、身体へのアプローチを介して時に相手のこころにも働きかけます。逆に、精神科や心療内科などでは、医師や公認心理師・臨床心理士がこころへのケアを行うことによって、身体症状の軽減あるいは消失が起こり得ます。現に、精神分析では、心身症の原因を過去の精神的なトラウマに求めることも少なくありません。また、ソーシャルワーカーや社会福祉士が社会生活面への介入を行ったことで、身体的・精神的健やかさを取り戻した例もよく耳にします。このようなことから、ケアの対象が身体や精神、社会生活であることはケアの入り口が何であるのかに過ぎず、ひとがケアを受けるということは、身体・精神・生活の全てに働きかけられることだといえます。17世紀、デカルトはその「心身二元論」において、人間が精神と身体という二側面から成る存在であることを唱えました[14]が、そもそもケアにおいては、ひとを身体と精神に分けて行うことなど不可能なのです。そのため、ケアの対象の違いによってさまざまにケア形態が分かれていても、ケアの本質そのものは全て根本的に同じであると筆者は考えています。

一方、ケア対象やケア形態が同じであったとしても、ケアへのコミットは異なることがあります。たとえば、看護師という職種でも「献身的」というイメージからは遠い健康診断センターや美容クリニックのような現場もあれば、交代制勤務で、昼夜なく看護を行い救命を試みる現場もあります。両者の間にはケアの質的・量的な違いがあり、その違いがケアするひとの精神的生活の違いを生むことは充分予測可能です。ケア対象の違いに比べて、ケアに対するコミットの違いは、ケアするひとにおけるケアの心理臨床的意味や心理的疲弊に差をもたらす可能性が高いと思われます。そこで本書はケアへのコミットの程度を統一するために、一定の専心がなければ就業維持が困難だ思われる、入院施設にてケアを行う看護師に対象を絞って論を進めたいと思います。その上で、ケアすることがケアするひとに与える心理臨床的意味や心理的疲弊、およびその疲弊への心理的支援について考えていきます。そのための具体的な構成および方法論については次の通りです。

本書は、三部構成となっており、第Ⅰ部では「ケアをすることの意味」、第Ⅱ部では「ケアによる心理的疲弊」、そして第Ⅲ部では「ケアするひとへの心理的支援」について検討します。各部で論じられている内容と用いられる方法論は以下の通りです。

第Ⅰ部「ケアをすることの意味」は以下の三章から成ります。第一章「ケアの成り立ち」では、ケアの定義およびその歴史的発展について文献研究を用いて整理することで、ケアの本来的ありようを確認します。同時に、コンピュータ化やマニュアル化、アカデミック化という現代におけるケアの指向性についても論考し、ケアの本質からの解離という問題について述べます。第二章「ケアとケガレおよび女性性」では、ケアの対象となることが多い身体・病・死や、古来よりケアを担うことが多かった女性たちがケガレの対象とされてきたことについて、神話や民間伝承に関する文献研究をもとに心理臨床的に考察します。また、自験例から、自他のケガレを受容することで女性性の成熟を遂げ、ケアという職業選択に到った女性との面接過程を提示し、ケガレと身体および女性性との関連や、ケアとの関係について事例とともに考えます。第三章「ケアの身体性と互酬性」では、ケアにおける身体性を身体の道具性、両義性、言語性という点から論じ、ケアにおける身体性がケアするひとにもたらす内的葛藤のありようについても自験例をもとに検討します。さらに、身体性が失われる現代のケアの問題点にも触れたいと思います。加えて、ケアにおける互酬性として、ケアを贈与交換という観点から捉え、ケアするひととケアを受けるひととの間で起きている身体的および心理的体験について明らかにします。その際、ケアするひとがケア体験を通じて受け取っているものや達成している課題について心理臨床的観点から検討します。

第Ⅱ部「ケアによる心理的疲弊」は以下の二章から成ります。第四章「ケアによる心理的疲弊」では、先行研究において、看護師に心理的疲弊をもたらすとされている要因について、分析および整理を行います。膨大な先行研究を整理することによって疲弊要因を明らかにすると同時に、先行研究で未だ扱われていない要因についても検討します。第五章「ケア現場における惨事遭遇」では、医療現場内外で発生する惨事による疲弊を取り上げます。先行研究が少ないことから、筆者自身が、惨事のひとつである患者の自殺に遭遇した看護師への調査を行い、惨事による心理的疲弊や心理的支援について明らかにします。

第Ⅲ部「ケアするひとへの心理的支援」は以下の二章から成ります。第六章「ケアするひとへの心理的支援の実践」では、筆者の臨床実践をもとに、病院内における職員相談室での心理的支援について提案します。その際、院内職員相談室の設置と運営の実際や、カウンセリング業務、コンサルティング業務、心理教育、危機介入といった筆者の取り組みを紹介し、院内職員相談室の必要性と課題について述べます。第七章「ケアによる心理的疲弊への支援」では、ケアという職業的性質そのものがケアするひとにもたらす内的葛藤と心理的疲弊について複数の事例を用いて検討します。その際に、ケアの有意味感や実感、使命感という視点から、ケアがもたらす実存感について考えます。また、職業的性質そのものがもたらす疲弊に酷似しており、かつ、ケア場面で起こりやすいと指摘されている、ケアするひと自身の課題を充足するためのケアについても検討します。自験例から考察することで、自己課題充足のために行うケアは心理的疲弊に繋がりやすく、またそれはケアの本質による疲弊とは異なることを示します。

なお、各章は独立した形態になっているため、どこからでも読むことが可能です。また、心理学を専門としていない読者にもわかりやすいよう、できる限り読みやすい形にまとめました。そのため、調査や分析の詳細な過程など省略した部分や、すでに活字となっているものを大幅に加筆修正した部分はありますが、そのために本書の専門性を低めることがないよう留意しています。

第Ⅰ部
ケアをすることの意味

第一章 ケアの成り立ち

第Ⅰ節 ケアとはなにか

ケア（care）という語は、8世紀頃の古英語 caru（悲しみ〈grief〉、心配〈worry〉の意味）から派生したといわれています。ポリオや腸チフスの研究で有名なアメリカ人医師ピーボディが、「ある患者のケア（Care of the patient）という論文[1]で、careという表現を用いたことから、現在のような意味で用いられるようになりました。そして、19世紀中頃以降、ナイチンゲールによって看護領域でケアという語が使用されるようになると、ケースワーカーなど、看護領域以外の専門家の間でも次第に広まっていきました。

医療人類学者クラインマンは、ケアとは、夫婦間あるいは小さな子どもや年老いた親との間で誰もが経験する基本的道徳行為や慣習であると言っています。[2] 確かに、私たちはこの長い人類の歴史において、自分自身や家族、あるいは自然や環境をケアしてきました。それにもかかわらず、１９７０年代に至るまで、ケアは学問的にはほとんど注目されませんでした。これまでの医療では、ケアよりもむしろ新薬や高度科学技術（ハイテク）機器による治療処置に重きを置いてきたためです。ケアを専門にしている看護師でさえも、医療機器の操作や複雑な治療処置を効果的に行うことに、多くの時間と労力を注いできました。アメリカ人看護師レイニンガーは、当時はケアを非科学的だとして治療行為を優先する文化的価値観が支配していたため、看護婦にも、ケアに焦点を置くことに懸念を示す者がいたと述べています。[3]

けれども、1980年代に入り、科学が全ての疾患を治癒させせられるわけではないことがわかると、次第にケアが注目されるようになってきました[4][5]。日本でも、日本看護科学学会が1989年から1992年に「ヒューマン・ケアリング」を研究課題としたことを皮切りに、看護の研究者、教育者、実践者を中心にケア論の普及が始まりました[6]。

このように、ケアという語が生まれ、現在ではその重要性が認められるようになってきましたが、ケアという語は未だに多義的で曖昧な用いられ方をしています。たとえば、ケアという語は『広辞苑』では「介護」「世話」と解説されていますが[7]、世間では、これに加えて「手当て」「慰め」「気配り」「見守り」などの意味でも使われています。また、「〈手を使って〉身近に患者の身体的世話をすること」を指すという狭義での捉え方もあります[8]。ケアとは何か、その定義については、先のピーボディの論文に遡っても明確にはされていません。このようにケアの語義が多義的で曖昧なのは、ケアという行為そのものが、それを行うひと毎にその基盤となる経験や思いが異なるためだと考えられます。

さらに、1970年代以降には、ケアとほぼ同義であるケアリングという用語が看護領域を中心に使われ始めました。このことにより、もともと曖昧だったケアの語義はますます不明瞭になっていきました。レイニンガーは、ケアとケアリングの違いを「現象」と「行動」の違いとして区別していますが、どちらの語も意味や使い方が「曖昧かつ暗示的」だと言っています[3]。また、看護学者としてケア理論を展開しているワトソンも、ケアは「行為」でありケアリングはその基盤となる「態度」だと主張しているものの[9]、その使い分けは一般には浸透していません。ケア現場では、ケアとケアリングという語はほぼ同義で用いられている現実があります[10]。こうした、ケアとケアリングという両語が未だ明確に使い分けられていない現状から、本書では、全て「ケア」という語で統一し、論を進めたいと思います。

ケアの哲学的分析を試みたメイヤロフは、ケアは「最も深い意味において、他の人格の成長と自己実現を援助することである」[11]と定義しました。彼は、ケアするひとの自己実現は、ケアを受けるひとの自己実現と切り離せないと述べています。[12]メイヤロフにとってのケアはまさに、「相手を育てることであり自己実現を助けることであると同時にこのケアを通してケアする人も共に成長していくもの」[11]なのです。メイヤロフの定義において、ケアは、ケアを受けるひとだけでなくケアするひとにとっても意味ある行為だといえます。

一方、先に紹介したワトソンは、ケアを「特定の看護師が特定他者の生活空間や事象が起きている領域に入り込むときに始まる」[13]ものであると述べています。彼女は、ケアするひととケアを受けるひとが互いに教え学びあうトランスパーソナルなケアを重視しています。そのため、ケアにおいては、ケアするひととケアを受けるひととの相互的な関係が重要であると主張しました。メイヤロフも、ケアがケアを受けるひとのためだけにあるのではないことを強調していますが、ワトソンのケア論ではさらに、ケアするひととケアを受けるひとの相互関係や影響をより強いものとして捉えているといえます。このメイヤロフやワトソンのケア論から、ケアが行われる場面では、ケアするひととケアを受けるひとの双方が、その相互関係によって心理的影響を受けることがうかがえます。この関係は、神谷の「患者と医療者は、互いに生きがいを与え合う間柄」[14]という言葉を想起させます。

ところで、他者をケアするにはケアするひとの人間的成熟が必要であると、ケア倫理の創設者でもあるギリガンは言っています。[15]彼女は、コールバーグの「道徳発達理論」*[16]に対して、具体的な状況や人間関係、責任や自他を気遣う配慮に基づく「ケアの倫理」もまた「道徳的成熟」であると述べました。確かに、ケアにおいては、個別の状況や、ひとりひとり異なる状況を見極め、それぞれが必要とする配慮を行う必要があることから、ケアするひとの充分な人間的成熟が不可欠です。成熟がケアを可能にする一方で、ケアもまた人を成熟させるということから、ケアと成熟の間には密接なかかわりがあることが推測されます。

次章で紹介する自験例「ケガレの受容を経てケアを職業に選んだ女性の事例」は、女性性の成熟を遂げた後、ケアという職業を選択した女性についての報告です。ギリガンは、このような「ケアの倫理」が女性的なものであり、女性の道徳的成熟は「ケアの倫理」と関連すると述べています。[15] しかし、現代では、子育てに積極的にかかわる父親や、看護や介護を職業とする男性など、男性がケアを行う場面も増えました。そのような社会的な変化の中で筆者は、「ケアの倫理」が女性特有の道徳的成熟ではなく、男性の中にもある女性性の成熟として捉えるべきだと考えています。

ギリガンに並ぶケア倫理学者であるノディングズは、ケアが単なる行為や態度ではなく、自己と他者の間に起こる他者への受容的・応答的あり方だと述べています。[17][18] 彼女のケア論の基底にも、ケアが他者の需要への応答だとする個別性がうかがえ、ギリガンの「ケアの倫理」と共通するものがあると感じます。

ノディングズは、ケアには、愛情や本能的な心の動きからケアに向かう「自然なケアリング」と、ケアしなければならないという信念から起こる「倫理的ケアリング」があると述べています。[17] 実際のケアでは、それぞれの占める割合は異なるものの、両方が含まれているケースが少なくありません。たとえば、母が子に行う家庭ケアは前者が多く占めますが、その場合でも自分がしなければならない状況によってケアを行っている部分はあるでしょう。また、看護師など職業として行うケアでは後者の占める割合が大きいと思われますが、看護師が患者とかかわるうちに人間的な情を抱くようになることもあります。ノディングズは、いずれのケア場面でも、他者に直接対面し、相手の需要やニーズに対し「専心没頭（engrossment）」することが大切だと言っています。[19] また、彼女はケアを「応答的あり方」だと考えることから、両者が「直接対面」することを重要視しています。

レイニンガーは、世界の文化は多様性（異なるもの）と普遍性（共通したもの）の2側面を併せ持つものであり、そのひとに合ったケアをすることが重要であるという「文化的ケアの多様性と普遍性の理論」（Culture care diversity and universality）[3] を提唱しています。相手に合わせたケアを重視するレイニンガーのケア論もまた、ケア

＊　私的感情にとらわれず理性に基づく公平な判断ができる「正義の倫理」をもつことが、「道徳的成熟」であるとする理論。

の個別性を重視するギリガンやノディングズのケア論と通じています。

　レイニンガーは、「可能な限り自然的もしくは人間的なしかたで人々を理解し認識すること、および人々が特定の目標を達成し、人間の条件や生活様式を改善し、障害を直視し、安らかな死を迎えられるよう援助するために、介助的・援助的・指導的・実際的なしかたで彼らとともにあること」が人間主義的ケアであると述べています[3]。この、「自然的もしくは人間的なしかたで人々を理解」し「ともにあること」を重視する点には家庭ケアが連想され、「特定の目標を達成し、人間の条件や生活様式を改善し、障害を直視し、安らかな死を迎えられるよう援助するために、介助的・援助的・指導的・実際的なしかた」には専門的ケアのありようが連想されます。

　レイニンガーは、ケアには、文化的に学習され伝承された非専門的・自然発生的（伝承的）・民族的（家庭ケア）な知識と技能である「民間的ケア」と、教育機関で習得された公式的かつ知的に学習された専門的ケアの知識と実践技能である「専門的ケア」があり、両者がうまく連結することが重要であると述べています[3]。このように、レイニンガーは、家庭内や地域で担われるケアと、病院や施設で職業として行われるケアを、「民間的ケア」「専門的ケア」というように分けて捉えていますが、筆者も、両者はその本質において共通点はあるものの、完全に同じではないと考えています。レイニンガーのいう知識や技能面における違いだけでなく、ひとをケアに向かわせるものや、ケアという行為を支えるもの、そして、ケアからもたらされるものという点において異なると考えています。

　このように、ケアの定義について世界的議論が行われていますが、これら主だった理論家の定義するところを整理し、また筆者自身の臨床経験を考え併せると、ケアは、具体的状況や個人の要求に応える人間的行為だといえます。特に、筆者がケアという行為を人間的であると感じるのは、時にそれが、ケアするひととケアを受けるひとのこれまでの関係や今後の利害に関係なく、見知らぬひと同士の間でも交わされ得る点にあります。治療（キュア）のように必ずしも回復や問題解決ができない状況に対しても、ケアは等しく与えられるところもまた人間的だといえるでしょう。

筆者が出会ったある看護師は「患者さんが満足できるようにするのが自分の仕事」だと話していました。ケアとは、点滴交換や痰の吸引などといった専門的処置を施すことだけではありません。レイニンガーは「ともにあること」もケアであると言っていますし、[3] クラインマンはこれに加えて「存在すること」でさえもケアになり得ると言っています。[20] これらのことから、相手が満足できること、相手のためになること全てを称してケアと呼んでもよいかもしれません。あるいは、クラインマンがケア行為を「他者や自分自身のために行う良いこと」(doing good to others and to oneself)[2] という非常にシンプルな言葉で表現するように、何がケアで何がケアでないか、明確に分けることなどできないのかもしれません。ケアは、その語意の曖昧さと同様、非常に多義的で個人的な行為なのです。

第2節　ケアの起源と歴史

1　古代文明におけるケア

古代バビロニアやユダヤでは、病《やまい》は、神の呪いやケガレが原因であると考えられていました。そのため、病を患った患者は神の怒りに触れた者、ケガレた存在として社会の最底辺に追いやられ、差別されていたといいます。神の呪いを受けた病者への治療（キュア）行為は、全て神官の手で行われていましたが、一方、ケアに関しては奴隷の手にゆだねられていました。

また、古代インドの法律である『マヌ法典』では、女性は不潔な存在であり、病人は不浄なものであって、疾病はバラモンの神々に背いた罰だと考えられていました[21]。そのため、そのような病人のケアをすることは不浄なものに触れるという考えから忌み嫌われ、同じく不浄な存在だとされる女性が担っていたといわれています。同様に、古代エジプトや古代ローマにおいても、病者は不浄であり、そのケアは奴隷が行っていました。これらの記録から、広く世界に共通することとして、病者が不浄の身であり、また、そのケアをすることはケガレに触れる行為だと捉えられていたことがわかります。

日本でも、平安時代後半には病や死、お産はケガレとして民衆の間に定着していました。通常の住居から隔離して喪屋《もや》・産屋《うぶや》をつくる習慣があったことからも、病や死にかかわることが忌まれていたことが推測できます。死をケガレだと捉える習慣は、わが国では古く『古事記』の時代からありました。『古事記』では、イザナギが黄泉の国で腐乱してウジが湧いたイザナミを見たことをケガレと表現しています。また、スサノオがアマテラスの屋敷に天斑駒《あまのつちこま》を乱入させた故事においても、侍女の死をケガレと記しています。

日本の神話や昔話には、女性が自分の姿を見ることを禁じる物語が多く、それらの物語において、見ることが禁じられていたものは「死、傷口、汚れ」といった動物的側面だといわれています[22]。確かに、『古事記』においてイザナミが見ることを禁じたのは、死して醜く朽ちたその身体でした。また、同神話について、河合は、イザナギが見る（知る）ことになった最も大切なことは「死の現実」だと述べています[23]。神話や昔話においても一般に、病や死はケガレとして捉えられており、日本においても病や死を看るケアという職業は、病や死という人々が忌み嫌う現実に向き合う仕事であったことが推測されます。

現代の看護や介護などのケアの現場では、排泄物や体液など、いわゆる「汚物」を扱うことはあっても、病や死をケガレと捉えたり、病者を神の怒りに触れた者だと認識しているひとはいません。現代では、病や死は科学的に解明され、看護や介護はその科学的に解明された病の状態に対する医学的・専門的介入を行う職業となっています。しかし、どんなに科学的に解明されようとも、病や死が人々にとって目を背けたい現実であることは今も昔も変わりません。筆者が出会った看護師の中に、病に対してケガレという意識など全く無いにもかかわらず、病院から帰宅すると、着ていた服や自分の耳の中までも念入りに洗い、部屋の一部を「不浄」として儀式的な行動を一定時間行わずにはいられないひとがいました。日頃は、排泄物や血や体液の始末を手際よく行い、病や死の壮絶さや傷の醜悪さ、感染症による恐怖からも目を背けずに献身的ケアを行う一方で、いったん臨床現場を離れると、ケガレを祓うかのような症状を呈していたのです。そのようなケースに出会う度、科学的になった現代においても、病や死がもつケガレ性は本質的に失われてはいないように思えてなりません。死や病を扱うケアは、ケガレを扱う行為だともいえることから、ケアとケガレの間には強い関連があるように思われます。そこで、ケアとケガレ概念との関係については、第二章で改めて取り上げ、より詳しく考えたいと思います。

2　中世におけるケア

病や死という避けられない現実に向き合わなければならないことから、中世に入ると、ケアは宗教に担われるようになりました。ヨーロッパでは、西暦313年、奴隷や下層民によるローマ帝国への反抗対策としてコンスタンティヌス一世がキリスト教を公認したことから、敵味方・階級の違いを超えて、愛によって人々を結びつけようと謳うキリスト教看護が発展しました。病める者に対して富める者は自分の邸宅を開放し、奴隷は自分のもっているケア技術で奉仕するなど、人々は病人のケアという具体的な形で慈善行為を行ったといわれています。(24)(25)

また、十字軍の遠征など、戦争によって多くの負傷者が出たことは、皮肉にも医療や看護を発展させました。同時にこの頃、ハンセン病やペストなどの伝染病が流行したため、キリスト教は慈善行為として負傷者や病人を収容する施設を数多く設置しました。(25)そして、それら宣教目的で設けられた救療施設では、修道者や尼僧によってケアが行われていました。信者の女性が宗教的看護師として活動することもありましたが、ケアは全て宗教上の修業として、厳格な戒律のもとに行われました。イスラム諸国においても同様に、『コーラン』に基づく宗教的ケアが施されていたといわれています。

一方、東アジアにおける救護施設の起源は、流行病のための臨時施設でした(24)。中国では唐の時代、病坊《びょうぼう》とよばれる寺院付属の仏教の救護慈善施設が設けられ、僧尼によるケアが行われました。また、朝鮮半島では大陸文化の影響を受け、宋元の医事制度にならって仏教的救護施設がおかれました。高麗による統一の時代には、仏教的動機による官立の施設を初め、臨時の救済機関が設置されたといわれています。

日本でも、奈良時代に国家の振興のために仏教が利用されるようになりました(26)。一般庶民にも仏教を広めようと救療事業がさかんに行われ、僧でありながら医を職とする僧医、病人の看護を主とする看病僧（験者）が出現しました。平安時代には、新しい日本仏教の台頭とともに、医師よりも祈祷や呪いによる治療がさかんになりました。また、鎌倉時代になると、医療はほとんど仏教関係の人々に支配され、医学も大部分が僧侶によって掌握されました。仏教看護の黄金時代ともいわれるほど、多くの救療施設やケア事業が僧侶の手によって行われたのです。しかしながら、安土・桃山時代を経て、江戸幕府が開かれると、仏教を保護していた貴族が没落し、僧侶たちの生活手段が葬式や法要・祈祷に移りました。そうして医療が仏教と分離するとともに、ケアも宗教から分離していきました。

病が神の怒りに触れた罰や災いとして捉えられていたことから考えると、病や死の世話を宗教が担っていったことは自然な流れだといえます。宗教が病者のケアを担っていた時代、ケアは人々にとって慈善、すなわち困窮する他者に対して行われる奉仕であると同時に、自分自身のために行われる行為でもありました。それは、苦しむ病者にケアを施すことで、その慈善への返報として、ケアするひとの原罪が赦され、救済されたためです。このことは、幼少期に家族と死別した経験のある子どもが、(27)病に苦しむ家族に対して役に立てなかった自分への罪悪感から看護師という職業を選択することがあるという報告を想い起こさせます。助けを必要とする他者に献身的なケアを行うことは、時に、ケアするひとの意識や無意識の中に潜むさまざまな思いへの贖罪にもなり得るのかもしれません。ケアがケアするひとにも救いをもたらすことは、中世の宗教的ケアのみにとどまらない、ケアの本質だと思われます。

3　近世におけるケア

近世に入ると、ヨーロッパではルネサンス科学が進歩し、それとともに医学も科学的影響を受けていきました。1543年に解剖学者ヴェサリウスが『人体の構造に関する7巻の書』(*De humani corporis fabrica*) を公刊し、解剖学が科学として確立されたのを皮切りに、医学は科学としての第一歩を歩み始めました。[28] その後、パレの出現で外科治療が進歩すると、スイスの医師パラケルススによって薬剤治療が発達するなど、医学改革が行われていきました。また、1590年にヤンセンによって高性能の顕微鏡が作られると、オランダの科学者レーウェンフックによって原虫が、解剖学者スワンメルダムによって血球が、イギリスの自然哲学者フックによって細胞が、そして、解剖学者ハーヴェイによって血液循環が発見されました。こうして医学は飛躍的に科学的進歩を遂げたのです。

一方、ケアは、宗教による医療が終わりを告げたことで暗黒時代を迎えました。[25] ルターによるカトリック教会の改革が行われたことで教会の経済力が低下し、教会によって維持されてきた病院は荒廃していきました。そして、科学的・物質的医療が行われるようになったことに伴いケアも科学化し、精神的ケアがおろそかにされるようになっていったのです。

その中で、カトリックの司祭聖パウロらが裕福な商人や貴婦人たちに、ケアは愛の身体的表現であると説いて、1617年、パリに慈善協会を設立しました。しかし、都市の上流婦人たちはこのような慈善事業には限られた時間しか割くことができなかったことから、彼らはより計画的・組織的に活動を進めるために、慈善淑女団という田舎育ちの若い女子にも病人のケアをさせました。彼らは看護師には医師の指示を守るよう徹底し、ケアにいささかも宗教的な色彩をもたせず、医学的知識の向上に努めたといわれています。(25)

一方、日本では1549年ザビエルがキリスト教を伝えたのと同時に、キリスト教看護や西洋医学が入ってきました。ケアにおいても、この時期にはキリスト教精神に立脚した、従来の仏教の立場とは異なるケアが始まりました。近世初期においては、宣教師や信徒らによるケアが行われて、キリシタン施設としての病院も建設されました。

また、キリスト教医療におけるもうひとつの活動として、ハンセン病患者の救済が行われました。キリスト教看護は救療精神と看護精神の面で優れていたため、日本の医療精神の根本的変化に繋がることが期待されましたが、禁教と弾圧によって、（外科手術を除いて）西洋医学とは断絶する形になりました。しかし一方で、幕府の文教政策によって寺子屋による庶民教育が普及し、これまで僧侶・貴族・武士に占有されていた学問が一般庶民の間でも広まりました。そして1774年、杉田玄白らによる『解体新書』が刊行されると、近代日本医学の基礎はほとんど完成の域に達したのです。(29)(30)

室町時代までのケアが病人の救療のみであったのに対し、江戸時代には養老・育児・分娩にも目が向けられるようになりました。これまで、分娩介助は職業ではなく、出産経験のある親戚などが行うものでしたが、近世には職業としての産婆が登場しました。しかし、江戸時代の産婆は未亡人や身寄りのない老婆が生活のために行うものや、取上翁といわれる視覚障害をもつ按摩師が副業として行うものであったといわれています。また、1722年に江戸の小石川養生所で収容患者の世話にあたった者が、記録に残る日本最初の職業的看護婦だといわれていますが、彼女らもケアについて専門的教育を受けてはおらず、知識や経験の水準はそれほど高くありませんでした。このように、近世において病が科学的に解明されたことに伴い、医療やケアもこれまでの「ケガレに苦しむ者に奉仕する慈善事業」の域を出て、科学的医療の下で行われ始めました。しかし、依然として本格的な看護師の養成は行われず、白衣を纏うこともなければ、ただ熟練だけに頼っていたといわれています。[31]

近世に入って、病や死が科学的に解明され始めたことは、医療やケアが単なる宗教的行為の枠を超える大きな転機となりました。ケアの目的が宗教の教えに基づく贖罪や功徳のみに縛られなくなったことで、ケアするひとがそれぞれにケアを行うモチベーションをもつ必要が出てきました。すなわち、ケアが個人の意思に支えられて行われるようになったのです。その結果、ケアは新たに道徳的発展へと歩み出し、人間的行為としての色合いをさらに強めていきました。

4　近代におけるケア

19世紀、医学は科学を取り入れて高度に分化し、看護教育もそうした医学を背景に組織化されていきました。ヨーロッパでは、クリミア戦争で活躍したナイチンゲールによって「ナイチンゲール方式」と呼ばれる近代看護が確立されました。「ナイチンゲール方式」の基本的な概念は、①看護婦はどこまでも看護婦であって医師ではない、②看護婦がすべきことは全て自分たちの手で行う、③教育・監督・指導そして生活の保証も、男性や医師の手を借りずに看護婦が自ら進んで為すべきである、というものです。[31] ナイチンゲールは正しいケアのあり方を示し、看護教育の体系を確立しました。そして、公衆衛生看護や衛生統計、患者中心のケアに寄与し、ケアの基本を示すとともに女性の地位を高めました。

さらに、ナイチンゲールが行った重要な仕事として、１８６０年ロンドンのセントトーマス病院内にナイチンゲール看護学校を創設し、近代看護の基礎を築いたことがあげられます。[31] これまでケアは信仰に支えられる必要があると考えられてきましたが、このナイチンゲール看護学校によって、ケアは教育・訓練によって為される仕事であると認識されるようになりました。

日本の近代看護は、その発足当時からナイチンゲール看護に対する関心が高く、「ナイチンゲール方式」を導入していきました。しかし、ナイチンゲール看護を伝達する外国人看護師の在日期間が充分でなかったことや、社会における女性の職業教育に対する認識が低かったことなどから「ナイチンゲール方式」の真髄が真に理解されることはなく、為政者や教育者の都合によって、看護師は、悪条件と低賃金の下で黙々と働くという独特の展開に至りました。(21)

1888年になると、日本でも本格的な看護教育を受けた看護婦が誕生しました。初期の看護婦は一般に中流ないし上流の知識階級の出身者が多く、社会的関心の高い優秀な女性が多かったといわれています。(32)当時の看護教育は、今日のわが国の看護の原点となりました。しかし、政府は看護婦の育成に無関心であり、病院も医師中心であったため、ケアの重要性・独立性はほとんど認められませんでした。そのような中で、ケアは個人看護から開業医看護さらに病院看護へと推移していきました。(32)

明治20年ごろから近代看護教育が開始され、専門教育を受けた看護婦が活躍するようになりましたが、国家レベルでの職能の規定が無かった上、登録機構も整備されていませんでした。そのため、資格や業務は一定せず、その身分はまだ不安定でした。しかし、このような状況の中で高水準の看護婦教育を目指す試みも始まりました。(21)

1915年には全国的な規制として「看護婦規則」が定められ、看護婦は18歳以上で地方長官の実施する看護婦試験に合格した者、あるいは地方長官の指定する学校または講習所を卒業し、地方長官の免許を受けた者に限られました。このようにして、日本で初めて看護婦に対する正当な評価や免許が与えられることになりました。しかし明治から第二次世界大戦後まで、看護婦の出身地はほとんどが農村であり、学生は全寮制の下、早朝から深夜までほとんど自由時間もない厳しい生活を余儀なくされていました。そこでは、上下関係を中心とした厳しい教育と訓練が行われ、忍耐と奉仕に徹することが当然とされました。(33)

これまでのケアは、ケアするひとの慈善に基づいた直感や感覚に任せられたものであり、そこに法則性や根拠はありませんでした。そのため、ナイチンゲールが、適切なケアによって患者の回復が早まるということを具体的手技や理論とともに示したことは、これまでのケアを根底から揺るがすほどの衝撃だったはずです。しかし、この新しいナイチンゲール看護が否定されることはなく、むしろ新しい知識や手技が積極的に吸収されていったのは、目の前で苦しむ病者や負傷者を救いたいと願う、時代を経て受け継がれてきた慈善や道徳精神が彼女ら（彼ら）の根底にあったためだと思われます。その意味において、ケアが知識や技術を要するものであるという近代への意識改革は、宗教や道徳というこれまでのケアの流れと断絶しているものでは決してなく、時代が育んできた人間的行為としてのケアに根ざしたものだったといえます。

5　第二次世界大戦後のケア

1945年に第二次世界大戦で日本が敗戦すると、1948年には連合軍による改革で看護に関する新しい法規である「保健婦助産婦看護婦法」が制定され、これによって看護婦は初めて国家資格となりました[34]。日本のケアにおける本当の近代化はここから始まったと言っても過言ではないでしょう。また、連合軍によって厚生省医務局看護課が設置されたことで、日本看護協会が誕生しました。

そして、より専門的な教育を行うことを目的に、わが国最初の4年制看護関係学科が1952年に設置されたのを皮切りに、次々と4年制大学への移行が始まりました。そうして、看護における多くの指導者や教育者が生まれ、1965年に国立大学で初めて看護婦出身の教授が、そして1993年には看護学博士が誕生しました[31]。その後、現代に至るまで博士号・修士号をもつ看護師は輩出され続けています。

日本では、勤務体制として2交代制を採る病院が多く、看護婦の業務も医師の介助が主であったことから、患者の世話は、家族や個人で依頼した付添人が行うことが少なくありませんでした。そこで、合理化を図るため、厚生省保健局は1950年に完全看護という方式を打ち出し、1958年には基準看護として定められるようになりました。また、労働時間は3交代制を原則とすることや、看護記録を付けることなどが示され、それに対して社会保険診療報酬として点数化することが認められました。

さらには、これまで男女別に「看護婦」「看護士」とされてきた職業名称も、2001年には男女の別が無く全て現在の名称である「看護師」へと変更されました(35)。21世紀に入るまで、看護を職業として行う者を一般に「看護婦」と女性名称で示していたことは、ケアが主に女性の仕事であったことを物語っています。しかし、名称を「看護婦」から「看護師」と改めたことは、新しい時代においてケアが性別を超えて従事される「職業」として開かれたことを意味しています。実際に、男性看護師や男性介護者は年々増加しています。現代において、ケアが専門的職業としての色合いを強めたことが、男性のケア従事者の増加にも繋がっているのかもしれません。ケアが専門的職業となり、その知識や技術の重要性が認められたことは、ケアの大学教育や大学院教育化をもたらしました。看護師は専門の国家資格職となり、完全看護の導入など、ケアのあり方は国家レベルでも制定されるようになりました。

第3節　現代のケア

21世紀に入り、社会におけるコンピュータ化は医療現場にも大きな変化をもたらしました。現代では、患者の情報は電子カルテによって管理され、点滴交換は、医療事故防止の観点から、患者の腕に巻かれたバーコードと薬剤に貼り付けられたバーコードを照合させて行うようになりました。かつて、「医師は患者を顔や名前ではなく疾患で記憶している」と看護師が揶揄するのを耳にしたことがありますが、患者のコンピュータ管理とともに、看護師にとっても、患者の人間像が掴みづらい時代がやってきています。また、電子カルテが導入され始めた当時は、診察中も医師はパソコン画面ばかりを見ていると批判されましたが、最近では、看護師も台車にパソコンを載せて患者の病室を回り、血圧計とコンピュータディスプレイを眺める時間が増えました。医療のコンピュータ化は、作業効率を向上させ、患者情報の共有を容易にしましたが、患者の顔や表情、身体を直接見たり触れたりする機会や、患者や同僚と直接話す機会を減少させました。このコミュニケーション機会の減少が、ケアするひととケアを受けるひととの関係を変化させている可能性は否めません。昨今の医療現場では、モンスター・ペイシェントと呼ばれる要求過剰な患者の出現に苦慮することも出てきました。また、そこまで極端ではなくても、医療者と患者の心理的距離は遠ざかる傾向にあると感じています。内閣府の調査では、今の日本で安心して暮らせないと答えた人（56％）のうち43％がその理由として医療に信頼がおけないことを挙げています[36]。医療者と患者の関係が以前よりも希薄化している社会的背景の中で、患者に直接対面することの重要性を再確認する必要があるように思います。

また、コンピュータ化に加え、多くのケアがマニュアルをもとに行われるようになりました。入退院の手続きだけでなく、末期癌などで治癒の見込みがない患者に対して行われる終末期医療でも、患者本人やその家族への接し方がマニュアルにまとめられ、マニュアル通りに最期を看取る風潮すら生まれ始めています。確かに、マニュアルを用いることによってケアの質が均一に保たれる上に、インシデント*やアクシデント**の予防にも繋がります。コンピュータだけでなく、マニュアルもまたケアを効率の良いものにしています。

＊　事故に繋がりかねない出来事のこと。
＊＊　事故になってしまったインシデントのこと。

しかし、マニュアルに従って行われるコミュニケーションからは（それは本来コミュニケーションとは呼ばないのですが）、ひととひとがかかわる喜びは生まれません。先にお話しした通り、ケアは個別の状況や個々の人間ごとの配慮が要る行為であり[15]、それらは本来、均一性とは真逆の性質をもつものです。そのため、ケアのマニュアル化はインシデントを防ぐ一方で、個別の状況や要求への対応を難しくする可能性を孕んでいます。また、マニュアル化されたかかわりは、ケアを受けるひとの個別性だけでなくケアするひとの個別性をも奪うために、両者の人間的関係が結ばれにくい状況を生み出しています。こうしたマニュアルやチェックリストの作成・利用による弊害は、すでに50年以上前から予測されていた[37]というから驚きです。

さらに、現代医療において科学的エビデンスに基づいた知識が重視される風潮の中、現場での経験を積むだけでなく、専門分野における研究を行うことが推奨されています。大学院進学や学会発表だけでなく、独自に研究発表会を開催する病院も増加しており、ケアのアカデミック化が進んでいます。直感や経験則といった曖昧な知識を、データによるエビデンスとともに論理的に整理・確認することは、経験を確実な知識として患者にフィードバックできるだけでなく、その知の共有により、後進の育成にも繋がります。その半面、大学病院などでは、一定の経験年数に達すると看護研究に参加することが半ば必須になっている臨床現場もあり、仕事覚えの早さや手際良さに個人差がある中で、日々の臨床実践で精一杯の看護師には負担となる場合もあります。このような状況の中で、「患者さんのケアに専心できない」と筆者に相談にくる人もいます。また、看護師長など管理職に就くための業績として、いつの間にか臨床実践よりも看護研究を重視してしまっている人もいるかもしれません。しかし、臨床現場で働く医療者ならば、患者に直接向き合って行われるケアこそが、机上で行われるケアの議論よりも先行すべきだということを忘れてはなりません。理論的枠組みの構築だけでなく、ケアの記録に見られるような、実践に基づいた献身やケアも大切にしなければなりません[38]。

第4節　ケアの本質と現代ケアの解離

現代社会において医療現場がコンピュータ化やマニュアル化、アカデミック化する中で、このようなケアの指向性によって得た進歩を報告するものは数多あるものの、その功罪がともに論じられることはほとんどありません。リスクに目を向けることは、現代社会が持つ効率化や均一化といった価値観への信仰や、改善の努力が揺らぐ体験になるためかもしれません。認知的不協和や葛藤を避けるために、無意識的にメリットばかりに注目し、リスクには目を瞑ってしまっているように思われます。しかし、近代化や効率化がもたらすリスクも併せて認識し、そのリスクを最小にするような議論や工夫を行うことは、ケアが真に進歩していくために大切なことです。

ケアにおいて患者に直接接する機会が減少したり、ケアの場の個別性が失われたり、患者のケアそのものに専心できない状況は、ケアがその起源や発展において紡いできた本質から解離し始めているように思われます。病者の救済を突き詰めてたどり着いたはずの現代のケアのありようが、気がつけば、患者に直接接すること、患者の一人ひとり異なる状況や要求に応えていくこと、そして、目の前にいる患者そのものに専心することから遠ざかってしまっています。ケアするひととケアを受けるひとがともに生きた生活体として出会いかかわるところに、ケアの喜びはあります。それにもかかわらず、効率化を目指し続けたことによって、ケアがその本質から解離してしまい、これまでケアという行為を通じてケアするひととケアを受けるひとにもたらされていたものが失われ始めています。筆者は、現代におけるこのケアの変容が、ケアするひとの心理的疲弊の一要因となっているのではないかと考えています。このことについては、後ほど詳しくお話しします。

第二章 ケアとケガレおよび女性性

第1節 ケガレと女性性

1 身体・病・死とケガレ

葬儀からの帰宅時に塩を撒いて身を清める風習は日本各地でみられます。このように、死をケガレだと捉える文化は日本に特有のものではなく、今日の多くの民族に共通してみられる普遍的な不浄観です。しかし、古代の日本には死をケガレとする概念はありませんでした。(1) このことは、死者を本葬するまでの長い期間、棺に遺体を仮安置したまま別れを惜しみ、遺体の腐敗・白骨化などの物理的変化から死者の最終的な「死」を確認するという、殯《もがり》という葬儀儀礼が古代日本で行われていたことからも推測できます。『古事記』においてイザナギがイザナミを黄泉の国まで追って行ったのもまさに殯の行為そのものであり、古代には死穢《しえ》の概念が無かったことがうかがえます。しかし、そのイザナギ・イザナミ神話において、腐乱してウジが湧いたイザナミをイザナギが見た場面で、ケガレという表現が初めて用いられました。わが国のケガレ概念はここで誕生したといえます。

以後は、死だけではなく病もまたケガレとみなされ、それを祓い除こうとする儀式や習俗も多く生まれました。病のケガレ性は、伝染性が強く、病状が重く、社会への打撃が大きいほど強く認識されます。当時、伝染性が強いと信じられており、難治性の重篤な病気であったハンセン病は「天刑病」「業病」などと呼ばれていました。

ハンセン病がこのような名前で呼ばれていたことは、病が罪を犯したことへの罰だという認識があったことを示唆しています。現代でも、突然重い病気や原因不明の病気にかかったり、家族内でたて続けに病人が出たりすると、それを祟りだとか先祖の霊を祀らなかったからではないかと考える人もいます。これは、病というケガレを、神や仏の怒りや呪いに触れた結果として捉える風習が現代もなお残っているものと考えて良いでしょう。つまり、私たちの社会には、「罪」が病というケガレをもたらすと考える風習があります。

ケガレという言葉の語源は、「ケ」つまり「気」が「枯れ」た状態、すなわち生命エネルギーが枯渇した状態だとも言われています(2)。確かに死や病は、生命エネルギーの枯渇と深く関係しています。ケガレは、先に挙げた病だけでなく、死・出産・月経・性交・食肉など、生理的・身体的変異に係わるものに共通してみられます(3)。例えば、『神代記』では、オホゲツヒメが鼻、口、尻からの分泌物で食料を作っているのを見たスサノヲが「穢汚して奉進ると為ひて」オホゲツヒメを殺しました。なぜ、スサノヲは分泌物を忌み嫌ったのでしょうか。それは、分泌物や死体・病体・排泄物・血といった人間のなまなましい生が、病気やその他の災禍をもたらす、すなわち「ケ」「カレ」をもたらす不浄だと考えられていたためです(4)。

不浄は、「穢」「罪」「災」という三種から成っています(3)。身体の「穢」である病が「罪」の結果であったり、「穢」に触れることや「罪」を犯すことが「災」をもたらすこと、「災」の結果「穢」が発生することなどを考えると、「穢」「罪」「災」は分かつことができず、また循環する関係だといえます。ケガレは、死や病などによってもたらされた状態や状況だけにとどまらず、それに接するものを「ケガ」す力を持っています。それは、死にかかわる道具を作る者や刑殺人、牢番など、死と日常的にかかわる者が賤者《せんじゃ》とみなされてきたことからも明らかです(5)。

死や病が「罪」によってもたらされた「災」であることから、古代、病人は神の罰を受けた存在として社会から孤立し、社会の底辺に貶《おとし》められました。また、死や病と日常的にかかわるひともケガされるという考えから、病人のケアに当たるひとは、たとえ家族であってもケガレを受けることを避けられなかったのです。したがって、人々が、病によってケガレたひとの傍らで、血や分泌物、排泄物、嘔吐物といったケガレを扱う役割を避けたがるのは不思議議のないことです。ましてや、見知らぬ病者のために、自らケガレを受けることを厭わないひとなどいなかったのではないかと思われます。しかし、実際には、いつの世も病者が放置されることはなく、家族内外の誰かの手によってケアを受けてきました。なぜ、人々はケガレのリスクを負ってまでも、病に苦しむ他者のケアを引き受けてきたのでしょうか。

これまで、ケアを担ってきた多くは女性でした。それを当時の女性の社会的地位の低さや職業選択の余地の無さに求める説もありますが(6)、筆者は、女性がケアを担ったのはそのような社会的事情からだけではないと考えています。

ケガレが外から降りかかって付着するという古代の観念に対し、近年では、ケガレは内から出てくるものだと考えられるようになりました(7)。ケガレが内から生まれるものであるならば、病者や死者でなくとも、私たちは皆、内にケガレを秘めた存在であるといえます。その自らの内なるケガレの存在が、病者という外なるケガレと共鳴するために、ひとはケアへと駆り立てられるのではないでしょうか。すなわち、ケガレた存在とされた病者に手を差し伸べてきた女性たちもまた、内にケガレを秘めた存在であり、そのことが女性たちをケアへと向かわせたと考えられます。そこで次項では、これまで主に女性たちがケアを担ってきたことについて、女性たちの内なるケガレに焦点を当てながら考えたいと思います。

2　月経・出産とケガレ

仏教においては、高野山の「女人禁制」など、女性が長い間、入山や入職を許されない領域がありました。また現在でも、国技である大相撲の土俵に女性が立ち入ることは許されていません。同様の俗習として、マタギや漁師、鍛冶の世界でも、女性にまつわる月経や出産、婚姻や性交を持ち込まないことは広く報告されています。[(8)～(10)]このように、女性にまつわる生理的現象やその発生源である女性そのものが聖なる領域や儀式に入り込むことを禁じるのは、女性がケガレをもつ存在であり、そのケガレを神聖な空間から排除するためだと一般的に認識されています。しかし、女性のケガレは、死のケガレに比べ、さらに複雑だといえます。

死や病にかかわるケガレが「黒不浄」と呼ばれるのに対して、月経や出産など女性にかかわるケガレは「赤不浄」と呼ばれ、区別されてきました。かつて、月経中の女性が月経小屋で過ごしたり、月経小屋のない地域でも、月経中は家族とともに食事をせず、同じ火で煮炊きしたものは食べない習慣があったことが報告されています。[(11)]また、産婦は出産小屋で出産した後、経過とともに出産小屋における別室に移り、やがて母屋から張り出した別館を経て、母屋に戻る習慣がありました。[(12)]これらの報告からは、「赤不浄」と呼ばれるケガレの発生源としての女性排除のありようがうかがえます。

この女性のケガレの概念は、仏教国の多い東アジアだけではなく世界中で広くみられます。たとえば、イスラム教の各国では、月経中の女性は不浄だとして神聖なラマダン（断食）への参加やモスクおよび礼拝所への入室が禁止されています。また、ラマダン中は、男女の接触が禁止されるなど禁欲の慣わしがあります。ユダヤ教の不浄排除の思想はさらに徹底的であり、『旧約聖書』の『レビ記』[(13)]では、第12章「出産についての規定」において、「妊娠して男児を出産したとき、妊婦は月経による汚れの日数と同じ七日間汚れている。産婦は出血の汚れが清まるのに必要な三十三日の間、家にとどまる。その清めの期間が完了するまでは、聖なる物に触れたり、聖所に詣でてはならない」と定められています。さらに同書では、「女児を出産したとき、妊婦は月経による汚れの場合に準じて、十四日間汚れている。産婦は出血の汚れが清まるのに必要な六十六日の間、家にとどまる」と規定されています。女性の月経によるケガレについては第15章でも細かく規定されており、月経中の女性が着た衣服、ベッド、それらに触れた人もまたケガレると記されています。

　しかし、古代における日本では、ヤマトタケルノミコトがミヤズヒメの裳裾に月経血が付いていることに気づきながらも性交を行ったと『記紀』に記されていることから、月経の忌みはそれほど強くなかったと考えられます[3]。一方で、平安期の文芸作品である『宇津保物語』では月経を「穢」、『蜻蛉日記』では「けがれ」「不浄のこと」「れいのつつしむべきこと」と記されており、また『落窪物語』では「俄《にわか》にけがれ侍《はべり》ぬ」ゆえに石山詣でを中止したと記述されていることなどから、11世紀には月経をケガレ視する認識は成立していたといえるでしょう。

　しかし、住吉の巫女が月経血を付けたまま気づかず御殿へ行こうとしたのを主人に見られた罰として、住吉の安立島から紀州加太の淡島へ流された逸話などから、月経そのものがケガレなのではなく、月経血を他人、特に男性が見ることがケガレだと考える研究者もいます。宮本も、先出の『記紀』におけるエピソードで、ヤマトタケルノミコトがミヤズヒメの経血を見たことや月経中のヒメと性交したことが、ミコトが病を得て亡くなることに繋がったのではないかと述べています[14]。

　前項で論じた「黒不浄」に、死や病、分泌物、排泄物、血が含まれるのと同様に、月経や出産にかかわるケガレ（「赤不浄」）もまた、出血等の身体的変化を伴います。そのため、「赤不浄」は一見、「黒不浄」と同質のケガレのように捉えられがちです。しかし、月経・出産のケガレが死や病のそれとは同質でないことを示す習俗が山陰地方に見られます。山陰地方の鑪《たたら》では、月経・出産をケガレとみなし、月経中の女性は一週間鑪へ働きに出ることができず、出産の場合も産婦は三十三日間、産婦の夫は数日間鑪の地に入れませんでした[15]。その一方で、死人が出たという話を聞くことは縁起が良いとされ、鉄がうまく沸かないときは、死体や棺桶を鑪場へ持ち込むことがありました。鑪では、「赤不浄」は不吉であるが「黒不浄」は吉であるというように、両者は別のものとして認識されています。これに似たものとして、壱岐島の勝本浦や天草地方では、海を漂う水死体を豊漁をもたらす吉として拾い上げ祀る一方で、月経・出産のケガレが海へ持ち込まれることは不漁や遭難をもたらす不吉として忌むという習慣が報告されています。(16)

また、月経や出産が、単に出血を伴うことからケガレとされたのではないと思われる理由がもうひとつあります。それは、月経や出産に伴う血そのものが女性のケガレに繋がっているのであれば、怪我などによって男性でも出血することや、男性もまた排泄行為や飲食行為といった「生理的現象」をもつことが、女性だけが排除されることへの矛盾となることです。これらのことから、女性のみが排除の対象となっていることについては、出産や月経は後から加えられた理由づけに過ぎないと思われます。

ここで、「婚礼の火を交えること」をケガレとみなす習俗について行われた興味深い研究があります。(17)これによると、秋田県のマタギや漁師は、婚礼等の祝火を嫌うだけでなく、入山前に女性と交わることもタブーとしていました。これら婚姻がケガレとされる理由として、次の二説が論じられています。

ひとつは、婚礼が、実家の娘としての女性が葬られ新たに婚家の嫁として誕生する、死のケガレと産のケガレが同時に起こるものだとする擬死再生説です。婚礼は身分や秩序の変容をもたらすために死のケガレと等質の「忌み」が生じますが、(18)突き詰めて考えれば、婚姻とは、新しい家族構成員が増える（産）という変化をもたらすことでもあります。しかし、出産はそれに伴う生体の危険や出血に意味があるのではなく、新たな誕生という点に本質的な意味があります。(17)すなわち、出産は社会集団の場において対人関係の平衡を乱し、体制の転化をもたらす危険性を孕むことから、(3)ケガレ視されてきたのです。それ故、婚姻のケガレ視は、個人および地域社会的に変化をもたらすことに密接な関係があると考えられます。

第二の説は、生業の場である山や海は、暮らしの場である里からすれば異界であり、里と山では価値観が逆転することから、里の祝儀は山では不祝儀となるという説です。すなわち、里で忌み嫌われる死などの不祝儀が山という異界では幸運をもたらすものとなり、逆に、里では婚礼や出産という祝儀は異界では不幸の前兆となります。

この説の背景には、山の神が女性であり、マタギなどが山で行う狩猟は、守護神である山の神とその男性との性行為であることから、女神を嫉妬させる人間の女性は邪魔者となり、山では女性そのものや、女性に関するケガレ（月経や出産等）が忌まれるという考え方があります。この、女神との対立による女性原理の排除は、漁師や鍛冶、建築の現場でも報告されていますが、[8]〜[10]これもまた月経や出産による出血への単純な不浄視による女性排除ではなく、もっと複雑な意味をもっています。次項では、このことについて、女性のケガレの本質とともにさらに詳細に論じていきます。

3　女性性における不浄と豊穣

死や病といった「黒不浄」も月経や婚姻、出産といった「赤不浄」も、人間に生理的で内的な変化あるいは社会的均衡への変化をもたらすものです。ケガレとは、単に汚穢《おわい》や不浄に限られるものではなく、広く生命の危機の状態、霊魂の不安定な状態を表しています。[19]また、不浄と危険は表裏一体の関係であることから、[20]人間の生理的・社会的変化がもたらす危険こそがケガレの本質だといえるでしょう。

ところで「黒不浄」「赤不浄」以外にケガレとされる場所として「辻」があります。和歌山県有田郡南広村には、夫に浮気をされた妻が、土で作った男根をもって深夜の四ツ辻で呪術を行うという伝承があります。[21]さまざまなものが交叉する辻は、男性と女性という異なる属性をもつ存在が接する性交を象徴する境界的空間だといえます。波平によると、道が重なる辻、山の勾配の分かれ目となる峠、領界と領界との境目などを、神聖であると同時に危険に満ちた場所だとする認識は、日本の民族の中でさまざまな形をとって表されています[16]。そうして、性が聖性を持つとともにケガレ視されるという両義性もまた、この境界性と結びついていると述べています。

神話や民間伝承における乞食や旅人のように、不浄とされるものがしばしば神聖化されることや、逆に、神聖なものが一転して不浄になることがあります。その一例として、奄美大島には、かつてノロ祭祀が行われていたノロ屋敷に立ち入ると祟られるという伝承があります[16]。ノロ祭祀があるときに神聖なハレの空間であった場所は、儀礼を止めたことで容易にケガレの空間に転じるのです。イギリスの文化人類学者ダグラスは、神聖性とは神的なものを囲うことで生じる禁止そのものであり、不浄性とは神的なものと接触することから生じる危険であるため、神聖と不浄とはきわめて近い関係あるいは同じものの二面性を示すと述べています[20]。神聖な世界は不浄の拒否や祓除《ふつじ》によって成立している反面、神聖と不浄とは不可分の関係にあるのです[3]。

パプアニューギニアのフア族は、不浄性とは人間の体液や排泄物・呼吸などに含まれる生命エネルギーが失われた状態であり、これらが体内にとどまっている限りは人間のエネルギーとして働くが、体外へ出ると腐敗し不浄のものとなると考えています。ところが、彼らは、これら不浄となったものは同時に、土壌を肥やす力として豊穣や多産をもたらし、人間の生命エネルギーの源にもなると考えています[22]。これと同様の考えを基にした慣習として、スペインのカタルーニャ地方に、カガネル（caganer）という排泄人形を祀ることで豊穣を願う習わしがあります。これらの習慣は、古代オリエントで豊穣祈願のために行われた異邦人と聖娼との聖婚儀式を連想させます。つまり、不浄の存在ともいえる女性との交わりが豊穣をもたらすという聖婚信仰は、女性における不浄性と豊穣性が表裏一体の関係にあることを示唆しているように思えます。女性のケガレは彼女たちの内なる豊穣性そのものであり、その豊穣性は、古代セム族において大地と女性が同一視されていたことや、農耕がその初期において女性によって行われる必要があったという報告[23]からもうかがえます。

前項において、女性排除が女神と対立する人間女性の排除であるという「女神崇拝（女性崇拝）」と「女性排除」の表裏一体性[17]についてお話ししました。これについては、昔から女性の不思議な力が信じられてきたからこそ、この力が山や火の神の力と対立する、あるいは対抗意識をあおってしまうことから、女人禁制が生まれたのだといわれています。[24] 女神崇拝とセットの形で女性排除が存在することや[17]、女性排除は女性の存在の重要性、その生殖能力への畏敬への裏返しであるとする報告[11]と併せて考えると、女性が単に不浄視されたために排除されたのではないことがわかります。女性の内なるケガレは、その豊穣性、すなわち生命エネルギーを生み出す力そのものなのです。

けれども、先出のノロ屋敷が儀式をしなくなった途端ケガレに転じた例のように、政治に男性が携わるようになったことで男性の力が女性の力を圧してしまい、神秘だと考えられていた女性の力はむしろ不浄に転じてしまいました。その結果、「女性崇拝」や「不浄性」といった表面だけが残り、その裏にある「女性崇拝」や「神聖性」が忘れられ、現代の「女性排除＝女性差別」という認識となったのです。[17] ダグラスは、ある種の不浄は、社会的秩序についての見解を表現するためのアナロジーとして使われることがあり、女が男にとって不浄であるという信仰が男女の社会的関係を示していると述べています。[20]

これまで論じてきたことから、女性のケガレとは本来、血穢《けつえ》などにイメージされる単なる不浄とは異なり、生命エネルギーを吹き込む豊穣性と表裏一体のものだといえます。女性たちが病者のケアを担ってきたのは、単純に女性の社会的地位が低かったためだけではなく、彼女たちが無意識裡に、病や死というケガレを背負った病者の中に、同じくケガレ（と、その裏にある豊穣性）を内に秘めた自分自身を見出したからに違いありません。そうして、生命エネルギー（「ケ」）が枯れた病者に対して、彼女たちの内なるケガレ、すなわち豊穣性が、生きる力を与えようとするのです。女性性に内在するケガレと表裏一体の豊穣性が、ひとをケアへと駆り立てているといえます。

第2節　ケアと女性性

1　ケガレの受容を経てケアを職業に選んだ女性の事例

女性のケガレはその豊饒性と表裏一体であることは先に述べましたが、ここでは、そうした自他のケガレを受容することが女性性の成熟（および他者へのケア）と結びつくことを示す事例を提示します。本事例の発表にあたって、クライエント本人からの許可は得ていますが、プライバシー保護のため、事例の本質を変えない程度に、内容の省略と修正を加えています。また、以後の記述において、セラピスト（筆者）をThと表記し、セラピストの発言を〈　〉、クライエントの発言を「　」、それ以外のひとの発言を《　》とします。クライエント特定に繋がる固有名詞や名詞は＊＊で置き換えて表記します。なお、本書に掲載する全事例において、以後は同様のこととします。

【事例の概要】

クライエントのDは22歳の女性で、流行のファッションとメイク、可愛らしい顔つきと話し方が印象的であった。「性被害に遭ったことがきっかけで、人が怖くなり仕事に行けない」という主訴と共に来談した。

家族構成は、会社員の父、パート勤めをする母、小売店でアルバイトをする2歳上の姉と本人、そして専門学校に通う3歳下の弟である。

Dには先天性の可視的な身体的病変があり、そのことで生活に支障をきたすことはないものの、子ども時代から高校まではそれが原因でクラスメイトからはよくからかわれてきた。しかし短大入学後、自身も派手な振る舞いをするようになってからは、その病変部分に注がれる視線を跳ね返せるようになったという。ところが、福祉介護関連施設に就職した頃、男性Qと共通の友人数人とで飲酒した際、泥酔による酩酊状態の中、Qと望まない性交渉をもった。その後、Dは酔いから醒めたものの帰宅手段がないという理由から、友人が迎えに来てくれるまでの数時間をQと2人きりで過ごしたという。そのためQは合意だと思い込んでいたが、Dには強姦として体験されていた。そうしてDは、それ以降「人が怖くて仕事にも行けない」状態になった。

【面接経過】

第一期：事件から一度目の回復まで

Dは入室したときから目が充血し、身体はブルブルと震え、震えが止まらない身体を両手で抑えながらなんとか話した。そうかと思えば、突然「もう何もかもめちゃくちゃ！　死にたい！」と叫んで泣き出したりした。事件は1週間前に発生していたにもかかわらず、まるで今起きた出来事であるかのようにDは取り乱していた。Thは事件のあり方やDの取り乱し方に違和感を感じたが、Dの様子からは、被害に心底嫌悪を感じ、パニックに陥っていることは疑いようがなかった。泣き喚《わめ》きながら、Dが事件について語る中、次々に出てくる言葉の合間に性とは無関係な身体の一部分を指す言葉が挟まれることが気にかかった。その部分をQに見られたと泣き叫ぶので、Thが尋ねたところ、Dのその身体部分には可視的な病変があることがわかった。

その翌週、母親に連れられて来談したDは髪が短くなっていた。前回の長い髪はつけ毛で、自宅でパニックになった際に、暴れて引きちぎってしまったのだという。また、話しながらDはひどく興奮し、髪を掻きむしりながら泣き叫んでいたが、Thが静かに声をかけると、赤子のように落ち着いてくるのだった。面接は母か父が連れてくることが多く、面接が終わるまでじっと外で待つその献身ぶりが印象的であった。そんな中、「怖い夢をみた」とDより自発的に夢が語られた。

夢　Dが車を運転しており、友人か誰かが助手席に乗っている。するとトンネルが現れる。どうやら中で玉突き事故を起こしているようで、煙や火が出ている。慌ててブレーキを踏むが間に合わず、自分もトンネルの中に突っ込んでしまう。

4回目の面接時にDは、「(共通の)友人が言うには、Qは私がイヤって言ったのを《〝かまわない〟というレベルの〝イヤ〟だと思った》らしいですよ。〝かまわない〟レベルって!」とおかしそうに笑った。これまでとのギャップにThは少し驚いたが、Dはそうやって笑う一方で、「でも今後どこかでQに会うのが怖い」と、再びブルブル震え始めた。面接8回目では、「死ぬ予定で、ノートに事件前日からの流れと気持ちを綴り始めた」と報告したが、そんなことを言う一方で、「○○さんがかっこいい」「男性を紹介してもらった」とのんきな様子も見せた。

その後、Dは父親に叱られたことが原因で友人を巻き込んだ自殺未遂を企てたが、それはどこか演技的であった。また面接の帰りに偶然Qと遭遇し、道路に寝転んで泣き叫んだが、それも友人や家族を前にした派手な行動化に思われた。両親も友人もそんなDを腫れ物に触るように扱ったが、D自身は友人から男性を次々に紹介してもらう毎日であった。男性による性被害が契機で不安定になっているにもかかわらず、Dは男性と出会うことに執着しているように見えた。

面接開始から3ヶ月ほど経ったある日、Dは「私のような派手な女の子は好かれない。着飾るのは自分に自信が無いから」と言い、「派手な車に乗っている男ほどキモイのと同じ」と続けた。流行のファッションと髪形、メイクに身を包んだDが、包み隠してきたのは〝キモい男〟と相通じるほど嫌悪する〝本体〟だというのかとThは思った。そして、Dはこれまで自分が身体的病変のことでからかわれてきたことを話した。学生時代に、Dが病変部分が見えない服で街に出たところ、学校でDをからかっていた男子がDだと気づかず、《可愛い》と声を掛けてきたことがあったという。そのことについてDは、病変部分が見えないと私だとわからないのだと厭世的に言った。「でも大人になって、派手な服を着たら開き直って、人の目を跳ね返せるようになった」とのこと。

その後、Dは彼女をよく知る友人の目が怖いと言うようになった。友人が「（事件を）《なんでもないことだろう》と思っているんじゃないかと思う」とのこと。Thがその言葉の意味を考えているとDの方から、「まぁ、なんでもないことなんですけどね」とあっけらかんとした様子で言葉が続いた。これまで事件のことで取り乱してきたDが「何でもないこと」と言ってのけたことにThが驚いていると、Dは「これまでだって酔って初対面の人と（性行為を）やってしまうことは何回もあった。友達はそれもよく知っているから」と淡々と言った。Thが〈じゃあ、何故今回（の事件で）はしんどくなったの？〉と尋ねると、Dは「今回しんどくなったのは、＊＊（身体的病変部分）を見られたことがだめだった」と即答した。これまでの男性との性行為において病変部分を見られてきたことは、Dにとっては「私が許可しているから大丈夫」なのであり、「Qは私の許可無く見た」ことが許せないのだと怒りを露わにした。Dは性行為そのものより病変部分を見られたことへの傷つきがあると言う一方で、「私は汚れた。私を見られたくない」と性的傷つきを訴えることもあり、その間を揺れ動いていた。

この頃からDは、過剰なまでに病変部分を露出したファッションで来談することが増えた。先日コンパで出会った男性から付き合ってほしいと言われたが、Dは病変部分のことや事件のことを伝え、保留にしたという。そして「（病変部分のことは）カウンセリングをしているうちに受け入れられるようになった。でも彼が受け入れられるか気になる」と非常に慎重な姿勢を見せた。〈カウンセリングに来たのは事件がきっかけだけど、それで身体を出せるようになった、って不思議だね。でも、その反面、事件のことと身体のことは同じことだったという気もする〉とThが言うと、「同じよ。これまで飲んで（性行為を）やったことくらいあったけど、今回は＊＊（病変部分）を見られたことでこうなった。あの軽い私なら遅かれ早かれこうなった」とDは言った。

第二期：事件の日と症状化

この時期になると、パニックや癇癪《かんしゃく》を起こすことはほとんどみられず、ほぼ完全に職場復帰を果たし、精神的にも安定した状態が続いた。一方で、体調面での不調に代えた訴えがみられた。また面接では、内的葛藤などについて語られることは激減していた。

ところが、あと数週間で被害に遭った日から1年を迎える頃になって、急激にDの状態は崩れていった。そして、事件の1年後の同日を境にDは再びひどい恐怖感を訴え、パニックを頻回に起こすようになった。いったんは職場に就いたもののそこで周囲の目も気にせず泣き叫び、上司からの連絡で母親が迎えに行くこともあったという。こうした状態が続いたため、Dは再び病気休暇に入った。しかし被害に遭った日が過ぎると、またDの状態は落ち着いていった。

第三期：落雷と出発

Dは、知人に紹介された会社に契約社員として転職し、働き始めた。Dは仕事も順調で、休日はライブに行ったり、外食に出かけたりして毎日を楽しんでいた。しかしそんな矢先、Dは〝複数人をレイプした犯人が懲役50年〟という海外のニュースを見て突然パニックになり、それ以後、再び仕事に行けなくなった。ニュースで事件を想起し不安定になったという形をとっているものの、その背景には、翌月にまた（2年前に起きた）事件の日が近づいていることが関係しているのではないかとThは感じた。ThはDの問題は事件のPTSDではなく別のところにあるにもかかわらず、事件の日が近づく度に事件そのものに舞い戻ってしまい、Dが本当に向き合うべきものに向き合えていないという印象を持ち続けていた。同じ頃、事件の示談が成立しようとしていたが、D自身は「終わらなくちゃ、としんどくなった。家族はそのお金で旅行に行って忘れようと言うけれど、私は何か違うと感じる」と苦しんでいた。

3年目の事件の日が近づく中、ThはDとともに、Dが本当に苦しく感じているものにきちんと向き合わなくてはならないと感じ、思い切って〈あなたの気持ちが終わっていないのはよくわかる。けれど、この事件があなたの中でどういう意味をもつのか、ちゃんと向き合って考えないと終わらないと思う〉と伝えた。そして、〈あなたは、以前カウンセリングで、事件の相手が《Qでよかった》と言った。前回、〝複数人レイプした人〟の話でパニックになったけど、あなたの事件はそれと同じかな〉と尋ね、きょとんとするDに〈（行為の間）あなたの名前をずっと呼んでいたというQは、少なくともその時あなたを粗末に扱ったのではないように感じるんだけど……〉と、Th自身の印象を初めて率直に伝えた。DはThの言葉の意外さに驚いたようであったが、しばらくして、「Qは親戚中から示談のお金を集めてくれたって」と、穏やかな口調で言った。

そして、さらに1年が経ち、4年目の事件の日が数日後に近づいていた。しかし、Dは「しんどい」と言うものの、これまでのこの時期とは明らかに様子が違っていた。そして、「私の夢は、ワーキングホリデーに行くこと」と話し、反対する恋人に、4年目の事件の当日、別れを告げた。そして、「私を閉じ込めようとする人でなく、応援してくれる恋人を作る」と新しい恋人を探し始めた。そんな中で出会ったRは、指一本触れてこない、兄のように優しく誠実な人であり、Dは好意を寄せた。しかし、その翌回の面接が当日になってキャンセルされており、そのままDから予約が入れ直されることはなかった。

Thはなぜか準備が整ったら必ずDから連絡が入ると感じ、Dをじっと待っていた。そしてキャンセルから2ヶ月経った頃、Dから連絡があり面接は再開された。そして、この2ヶ月の間にいろいろな出来事があったと、Dは次のような報告をした。

Rとは毎週末楽しくデートをしていたが、ある日、突然《君は妹みたいにしか思えない》と一方的に振られた。「自暴自棄になった」Dは、それ以降、男性関係が乱れ、風俗で働いたのだという。そして、ある日Dが風俗店で客に呼ばれて部屋のドアを開けたところ、驚いたことに、そこにいた客はRだった。その瞬間、Dは「雷に打たれたようなショック」を受け、その日を限りに風俗を辞めてしまったのだという。

この出来事の後、Dは友人の紹介で元の職業（医療介護系専門職）に戻り働き始めていた。中断の数ヶ月間にDが苦しみの中でのたうつように生きていたこと、ずいぶん荒れながらも生き延び、一人で乗り越えて面接に帰ってきたことにThは心が震えた。この中断の数ヶ月を転機にDは、みるみる自分を取り戻し始めた。

その後、安定した毎日の中でDはパニックを起こすこともなく、その顔つきもしっかりとしていくように感じた。仕事もフルタイムになり、職場では頼られることも増えているようであった。そして、遂にDが夢だと語っていたワーキングホリデーに出発することが決まった。

Thは、面接再開の目処がつかないまま中断をするのが良いか、Dの症状や社会復帰という点で一区切りついた今、一旦終結して旅に送り出したほうが良いか思いあぐねていた。そこで、D自身の気持ちを尋ねると、Dは「次の回までによく考えたい」と答えた。そして、その翌回、Dは「いろいろ考えたけれど、ここからは一人でやってみようと思う」と思い切るように言った。Thが〈そうか、いろんな意味で出発の時だね。良い旅を祈ってるよ〉と伝えると、Dの目から涙が溢れ、3年7ヶ月に渡る面接は終結した。

2　身体と性

Dは今回の事件に遭遇するまでに、複数の男性との身体的関係がありました。また、「これまで飲んで（性行為を）やったことくらいあった」というDの発言から、Dが男性との性的関係に対してオープンであったことも推測されます。そんなDが性被害に遭った背景には、初対面である加害者男性宅でD自らが深酒をし、酩酊状態になってその男性の家に泊まるという行動がありました。初対面の男性の一人暮らしの部屋で泥酔状態で寝ることがどのような危険をもたらすかは、男性経験のある成人女性であれば推測可能でしょう。それにもかかわらずDがこのような行動に出たことは、（D自身が意識していなくても）必然ともいえる心理的理由があったと思われます。つまり、この事件をきっかけに発症したDの症状は、いわゆる偶然遭遇したレイプ被害によるＰＴＳＤではないと考えられます。

Dは、Qに会うのが怖いと震えるほど恐れ嫌悪する一方で、Qについて話す中でけらけらと笑いました。また、遺書を残し始めたという反面、「かっこいい」男性の話に花を咲かせていました。身体的病変部を人に見られることを恐れて生きてきたDが、外見を「派手」にした途端、人の目を跳ね返せるようになったというエピソードからも、Dの症状が神経症圏の解離であったことが見立てられます。本事例は、Dの解離に繋がる体験を通して女性性を成熟させた例だと考えられますが、そのプロセスについて、ここから詳細に追っていきたいと思います。

Dの解離的なあり方はDの性への出会い方においても同様で、身体的に容易に男性に開かれるかと思えば、Qが示した性的欲望に激しい動揺を示し、ヒステリー的に傷つきを表現しました。また、Dの解離性は、流行のファッションに身を包み「《かわいい》と声をかけ」られるDを身体病変部をもつD自身から切り離し、また、Rが指一本触れることのできなかった清純なDを風俗で働くD自身から切り離してきました。さらに、Dが初対面のQ宅に泥酔状態で泊まったことからも、Dの性経験と女性性の成熟のありようがアンバランスであることや、Dがこれまでの男性との出会いの中で女性性成熟の機会を逸していることが推測されます。

女性が処女性を喪失し、男性との関係の中で女性性を成熟させていく物語として、神話『アモールとプシケー』が有名ですが、プシケーの体験が真に奪われるものであったのに対して、Dには既に奪われ喪失する処女性自体がなかったといえます。けれども、奪われる処女性のないDにとってむしろレイプであったのは、その身体的病変を見られたことでした。このことは、来談当初、病変のある身体部分を見られたと泣き叫んでいたDが、「これまでだって酔ってやってしまうこと何回もあった」ものの「今回しんどくなったのは、その部分を見られたことがだめだった」と後述していることからも推測できます。病変した〝身体〟を見られたことによってDの変容は始まりました。

これまでの男性との性行為において病変部分を見られてきたことは、Dにとっては「私が許可しているから大丈夫」なのであり、「Qは私の許可無く見た」ことが許せないと言ってDは怒りを露わにしました。「許可無く」、すなわち、見ることを禁じているものを見られるという体験は日本の神話や昔話にも多く、『古事記』のイザナギ・イザナミやトコタナビメの神話を初め、『鶴女房』『鯉女房』『飯食わぬ女』など異類婚姻説話を想起させます。これらの物語の中の女たちは皆、見られたことへの羞恥と怒りに狂いますが、本事例におけるDのパニック状態はまさにこの姿に似ています。なぜ、女たちは見ることを禁じるのでしょうか。

　この「見るなの禁」[25]や「見るなの禁止」[26]といわれるテーマは、既に多くの研究者たちによって議論され尽くされていますが、ここで、見られる女性は他者の目を借りるまでもなく、自分に恥部や影があるということ、そしてそれがいかにおぞましいかを既に知っているということを付け加えねばなりません。もし仮に、彼女らが自らの内なる影やそのおぞましさに気づいていなかったならば、見られても平然としているわけで、そこに羞恥や怒りの感情などは起きないでしょう。神話や昔話で女が見ることを禁じる恥部は、大抵、女性器であり出産であり、女性の生々しい動物的部分、すなわちケガレとされてきたものです。古来より、女性たちは自らの内に密やかにケガレを抱えて生きてきたのです。

　しかし現代社会においては、それらはセックスや立ち会い出産などによっても相手の男性に露呈されることが少なくありません。そして、見られたことにより女性が立ち去っていく神話や昔話のストーリーとは異なり、女性たちのケガレが露呈されてもなお、相手との関係は継続されます。これらは自らの内なるケガレを相手に受け入れられる体験であり、その体験を通じて女性が心理的成熟を遂げる例ともいえます。ケガレをもつ自分を丸ごと相手に受け入れられる体験を通して、彼女たちは自らの内なるケガレを〝在るもの〟として受け入れるのです。

　しかしながらこの体験は、相手との間にすでに精神的関係が成立していることが前提となっている点を忘れてはなりません。付き合って間もない女性の出産場面を見たら幻滅する男性も、関係が深まった夫婦だからこそ立ち会い出産を感動的に迎えられるのです。すなわち女性性の成熟は、むしろそのケガレを見られることによって達成されるという側面があります。それはとりもなおさず、内なるケガレを〝在るもの〟として収めていくプロセスに他なりません。

内なる生々しさ、すなわちケガレの存在にすら気付いていない若い女性たちは、そのおぞましさを自覚していないからこそ、容易に男性との関係に開かれていきます。しかし、簡単に繋がってしまったその未成熟な関係においては、そのケガレの存在は両者に無視されているだけであり、受け入れ合えているのでは決してありません。なぜならば、それは男性との成熟した関係の中でのみ成立するものだからです。そして、女性性成熟のプロセスにおいて重要な役割を果たすべき性は、心が成熟する前に性的体験を知ることによって動物的生々しさを欠き、性それ自体には意味を見出しづらくなりつつあります。このような状況において、Dのように内なるケガレを見られる羞恥を起こすものとしての身体の秘密が、性に代わる影を担うことは少なくありません。このことは、古代オリエントにおける聖娼の儀式において、その処女性の代わりに髪の毛など身体の一部を彼女たちの女性性の象徴的譲渡として捧げられるようになったこと[27]を連想させます。

本事例のDもまた、自らの身体的病変を一種のケガレと捉えているからこそ、普段はその部分を美しい洋服で覆い隠して生きてきました。そして、コンパで出会った男性につきあって欲しいと言われた際にも、「彼が受け入れられるか気になる」と慎重な姿勢を見せ、返事を保留にしたのです。まさにDにとって、その身体的病変こそが性に代わって担われていたケガレだったといえます。それが実際に他者から見ておぞましいか否かに関係なく、D自身が忌み嫌うところにその症状性があります。Dにとっては、内なるケガレを象徴する身体的病変部分を見られる体験こそがレイプであり、別の表現を借りれば、もはや性による身体的侵入が意味をもたなくなった彼女にとって、身体的病変を見られたことで症状は現れたのです。

しかし、Qとの事件はその解離性を顕在化させるものではありましたが、それはただ「寝た子を起こす」行為にとどまってしまい、Dはパニックという形でヒステリー的に表現するほかありませんでした。その数年後、D

はQとの事件では到達することができなかった問いの答えを探すかのように、風俗店での仕事という第二の凌辱を自分自身の手で無意識裡に再現しました。

3　ケガレの受容と女性性

女性性の成熟をテーマにした『アモールとプシケー』では、プシケーがエロースの寝姿を見ることによって真実に目覚めました。プシケーが灯りの先にエロースの真の姿を見たとき、彼女は「高貴なものと低俗なものを持ち、しかも両者を結合させているエロースを認める」[28]体験をしました。彼女は、彼が自分を略奪した獣であり、一方で自分の生命の光にもなっているという矛盾に対し、それらを分離することが妥当ではないことに気がついたのです。これは、他者の内にある獣のごとき側面をも「在るもの」として受け入れていく体験に他なりません。同様に、『青髭』『マリアの子』『銀の鼻』など、女性が見ることにより相手の内なる獣性を「在るもの」として収める体験は、女性の自己実現にとって重要なプロセスです。一方、先出の「見るなの禁」で表されるように、見られる体験による女性性の成熟は、自らの内なるケガレとの出会いとして重要な意味をもつものだといえます。

Qとの体験は初対面の相手に恥部を暴かれ見られる羞恥体験以外の何ものでもありませんでしたが、恋焦がれた相手であるRとの再会は、Dに「雷に打たれたようなショック」を与える強烈な体験になりました。それは、風俗店のドアを開けた瞬間に、Dが風俗嬢としての自分を見られると同時に、これまでプラトニックを装っていたRの獣性を見た体験でもあったからです。

見たことにより、Dは兄のように優しく誠実だった相手の中にも、おぞましい一面があることを知りました。肉体的欲望を完全に切り離して生活していたRの不自然さを見たことにより、内なるケガレを切り離して生きる自らの解離したありようの不自然さに気付いたのです。そして、男性の内に生々しい獣性が存在することをこころに収めることが出来たのは、D自身もその姿を見られたことで、自らの内にある生々しい部分に直面したところが大きいでしょう。このことは、他者の内なる獣性を知ることで、自らの内なる生々しい部分、すなわちケガレを「在るもの」として収めていった体験だともいえますし、逆に、自らの内なるケガレを知ることで、他者の内なるケガレを「在るもの」として収めていった体験だともいえます。

Dはこの体験を通して、崇高な精神と生々しい身体を併せ持つ男と女が織り成すこの世界が、善と悪、美と醜、光と影という二律背反に満ちたものであること、また、それらは切り離されるべきではないのだということに目覚めていきました。自他のケガレを受け入れる体験、現実社会の多面性を心に収めていく体験の中に女性性の成熟はあるといえます。幼い頃から病変部分に向けられる視線に怯え、見られる体験しか持てなかったDにとって、Qとの出会いは、再び一方的に身体的秘密を見られ暴かれる体験でしかありませんでした。しかしRの姿を見た体験は、Dの受動性が能動性へと主客転換した瞬間であり、これによってDの解離が電撃的に繋がった瞬間でした。身体に取って代わられた、性が担うべきケガレとの出会いが、再び風俗という性の場によって起こったことも偶然ではないでしょう。この体験はまさに、Dが報告した、衝突事故が起きているトンネルで炎と煙の中へ飛び込んでいく夢のイメージそのものだと思われます。

河合はこのように夢と現実が一致したり、偶然の事故が患者の治癒に役立ったりすることを「意味ある偶然」[29]と呼び、「影の露呈は、共時的な現象として生じるときに、意味をもつ」[30]と述べています。Rとの衝撃的な再会はまさにこの事例におちた雷のごとき共時性だったといえます。

Dは元々他者へのケアを職業として選んでいました。しかしこれは、母なるものにD自身が丸ごと受け入れられたいという無意識的希求を、他者を丸ごとケアする仕事という健全な形にすり替えて満たそうとしていただけのことだったと思われます。裸の自分を丸ごと受け入れられたいというDの思いは、彼女が容易に男性と性的関係をもってきた過去からも推測できます。しかし、事件後いったんは別の職種として勤務を続けていたにもかかわらず、自他の生々しい性を受け入れたDは再びケアの現場へと戻っていきました。

この事例からは、ケガレや豊穣性と深い関係にある女性性の成熟が、ケアと密接に結びついているありようがうかがえます。このことは前章で紹介したギリガンのケアと人間の成熟の関連性[31]を想い起こさせます。また、女性性の成熟を遂げる前にもクライエントがケアを職業に選んでいたことについては、彼女自身がケアされることへの希求によるものだと思われますが、このように自分自身の個人的課題を充足させるためのケアはケア本来のありようとは異なります。これについては第七章で詳しく述べます。

本章では女性クライエントが女性性を成熟させるプロセスを提示しましたが、言うまでもなく女性性は女性の中にのみ見出せるものではなく、男性の中にも女性性はあり、その内なる女性性が他者に生命エネルギーを吹き込むケアという仕事に男性を向かわせることも少なくありません。実際に、男性看護師や男性介護士も少しずつ増加しています[32]。私たちをケアへと向かわせるものは、性別に関係なく私たちがもつ女性性に内在するケガレやそれと表裏一体の豊穣性だといえるでしょう。

ケガレには身体にまつわるものと性にまつわるものがあることは先に述べたとおりですが、先の事例においては、本来、性によって直面すべきケガレが身体（病変）にすり替えて体験されていました。このようにケガレと身体の結びつきは深いといえます。実際に、病や死などのケガレは身体に宿ることが多く、ケガレを内包した身体に対するケアは、ケアするひとの身体をもって行われます。このことから、ケアもまた身体と深い関係があることが推測されます。そこで次章では、ケアにおける身体性について考えます。

第三章　ケアの身体性と互酬性

第Ⅰ節　ケアにおける身体性

1　身体とこころ

ケアにおいて、ケアを受けるひとへの理解は重要です。その理解は、相手が患っている病そのものを知ることや、病を患っている相手を知ることであり、また、その人にとって病がどのような体験であるかを理解することでもあります。病の理解は、病理や治療に関する専門的知識の修得によって可能になりますが、病の体験は科学的・論理的知識では理解することができません。ひとりひとり異なる体験への理解や共感は、それを「腹の底から」「（その気持ちが）本当にわかる」ための「相当な努力」によって可能になるのだと河合は言っています[1]。共感とほぼ同義に用いられるものとして、〝（相手の）身になる〟という言葉がありますが、まさに共感とは、相手の身体か自分の身体かわからなくなるくらい物理的あるいは心理的に接近する試みの上に成り立つものだといえます。

実は、この〝（相手の）身になる〟という表現の通り、私たちは〝身体を入れ替える〟ことによって相手を理解しています。たとえば、人類は、喜びには鼓動の高鳴り、怒りには顔のほてり、恐怖には震えというような共通の身体体験をしますが、相手のこころの状態は、相手の身体反応を見たり触れたりすることで、自分自身の身体体験の記憶と置き換えて理解しています。時に、インターネットのメールのような言語表現からも共感を覚えることはありますが、それもまた過去の身体体験を基盤にした共感を用いています。このように、身体へのかかわりが相手の心身の理解や共感へと繋がっていることは確かです。

ケアは、「ケアするひとの身体」による「ケアを受けるひとの身体」へのかかわりです。ケアにおける身体へのかかわりを通じて、ケアするひとはケアを受けるひとの不安や安楽といった思いに気づくことができます。そして、感じ取った相手の感情への共感を基盤に、また身体へのかかわりは続けられるのです。そのような意味において、ケアもまた身体だけの体験ではなく、共感などの心理的体験と密接に結びついた身体性による行為だといえます。

身体性とは、こころと身体の接点だといわれています。(2) しかしケアの身体性において、身体とこころはどのように響きあっているのでしょうか。また、それはケアするひととケアを受けるひとにどのように体験されているのでしょうか。本節では、ケアにおける身体性を、身体の道具性や両義性、言語性といった観点から考察し、それらがケアするひとどケアを受けるひとに与える心理的体験について考えます。その際、自験例より、ケアを行う過程で葛藤を体験した看護師の事例を提示し、ケアにおける身体性がケアするひとにもたらす内的体験についても論じたいと思います。

2　身体の道具性

ケアはケアするひとの身体をもってケアを受けるひとの身体に臨む行為です。たとえば看護師は、腕で患者を支え、足で運び、目で患部を観察し、指先で脈拍を測定し、耳で心音を確認するというように、身体そのものをケアの道具としています。(3)

身体を道具として用いるケアのありようは、日頃、ケアを行う機会がないひとにとっては、その想像をはるかに超えた行為です。そこで、後の議論のために、自らの身体を用いて他者の身体をケアすることが具体的にはどのような体験なのかを紹介したいと思います。以下に、在宅で過ごす難病患者へのケア（排便ケア）の実践に関するある訪問看護師の語りを、松浦らの報告より抜粋します。

「まず、横を向いてもらい身体の下に吸収シートを敷きながらズボンと下着をおろし、ガス抜きのゴムチューブを入れる。下肢は麻痺しており、ほとんど感覚がない。腹部をマッサージすると多量のガスが出る。事前に温めておいた浣腸を注入する。すぐには効かないのでしばらく横臥位《おうがい》を保ってもらう。本人に確認し、肛門に指を入れる。肛門は固くしまっているが、腹部をマッサージしながら刺激を続けると徐々に便が下りてくる。時折、指を抜き、残ったガスを逃がしながら目を閉じ、肛門に挿入している指先に神経を集中する。直腸内圧が高まり、「ここだ」というときに指を抜くと同時に便が一気に出てくる。これは腸内の便、肛門括約筋のしまり具合を感じ取り、相手の身体の調子に合わせて行う援助である。このとき、指先と肛門を介して、相手とつながっているような感じを持つことがある」(4)

この訪問看護師の語りの中で、彼女は自らの指先で患者の直腸内圧の高まりや肛門括約筋のしまり具合を感じ取ることに全神経を集中しています。そして、患者の直腸内圧の高まりを待って指を抜く、すなわち、看護師主導ではなく、「患者の身体の調子に合わせて」行うケアのありようが確認できます。この時、訪問看護師の指先、耳や目はまさに優れた道具として用いられており、自らの身体をもって他者の身体をケアしています。また、「指先と肛門を介して、相手とつながっているような感じを持つ」という表現からは、ポンティの「私の身体の諸部分が相寄って一つの系を成しているように、他者の身体と私の身体もただ一つの全体をなし、ただ一つの現象の表裏となる」[5]という言葉を想起します。そこからは、ケアを行う身体とケアを受ける身体との一体感が感じられます。

患者が必要としているものを看護師が察して与えるといった他者理解のありようを、ヘンダーソンは、「相手の皮膚の内側に入る」[6]という言葉を使って表現しています。ケアにおける看護師の身体は適切な道具であるだけでなく、まさに「相手の皮膚の内側に入る」ように相手の身体の一部となり得る道具性をもっているのです。

野島は、看護師の身体のひとつひとつの器官が機能的な道具であることは当然ながら、看護師の全身そのものもまた重要な働きをするとして次のように述べています。「脈拍を計測するとき、看護婦が暖めた手で患者に触れようとし、あるいは、あやふやな姿勢によってではなく、腕の中にしっかりとだきこんで患者の身体を支えようとするのは、道具としての身体を充分に機能させようという目的だけではなく、感覚をとおして確認されるものが患者に与える効果というものを、計算のうちに入れているからに他なりません。そして、この計算のうちに入れられている効果は、不安や恐怖、緊張や失望といった言葉で表される状態の対極をなすものです」[7]。この言葉は、看護師の身体が、優れた道具、あるいは相手の身体と一体になり得る特別な道具としてだけではなく、患者を慰め安堵させ励ますといった、相手のこころへの働きかけを同時に行い得る道具でもあることを示しています。次項では、看護師の身体を用いたケアがこころに働きかけるということについて考えます。

3　身体の両義性

(1)　身体と精神の両義性

私たちは日頃、自分自身が身体であるとか精神であるとか、その両方であるとか意識することはありません。

しかし、病や怪我や障害によって思い通りに自分の身体をコントロールできなくなったときに、精神と身体とを切り離すことができないことを痛感します。また、驚いたときに冷や汗が出たり、緊張のあまり鼓動が早くなるという日常的な体験も、私たちの精神的活動と身体的活動が分かちがたい関係にあることを表しています。ケアにおいても、身体と精神が表裏一体であることを示す患者の言葉を、川西の報告から抜粋して紹介します。

「看護師Aが身体を拭いてくれる時は、私のペースでゆっくり優しく扱ってくれるので、気持ちよく、感じが凄くいい。触っている感じが柔らかく、しなやかに触ってくれる。手術が終わって、その夜も翌日も痛みがあり、股関節の手術はこんなに痛いものかと、一人でボロボロ涙を流して泣いていた。しかし、看護師Aがしなやかに触ってくれると、痛みがひとつ無くなる気がした」

（看護師Aのしなやかな触れ方から）「患者の担当者として責任を感じておられ、自分がお世話する患者だということを、しっかりと心の中に入れておられる感じがする」

「忙しそうに雑に拭かれると病人にはきつい。面倒くさいのか、こんなこと自分ですればいいのにと思っているのかと思う」(8)

看護師Aは患者の身体を清拭*していますが、それは患者の清潔を保つためのものであり、股関節手術の痛みを無くすために行われるものではありません。また、患者の「痛みがひとつ無くなる気がした」という表現からは、患者自身も清拭という行為が実際に痛みを消失させるものではないと認識していることがうかがえます。しかし、それでもそのケアの心地よさに患者はこころが慰められ、痛みすら忘れる安堵を感じています。さらには、看護師Aの「しなやか」な触れ方ひとつで、看護師Aが自分のケアに責任をもってくれているという信頼感や安心感を感じています。看護技術とは看護のこころを自らの身体を用いて表現することであるといわれていますが、(9)先の例は、看護師の患者へのいたわりや責任感が清拭というケアを通して患者に伝わっていることを示しています。

ヘンダーソンは、ケアするひととケアを受けるひととの間にある身体性について、以下のように述べています。「ケアをするやりとりのなかで、悲しみの中にあって高揚した個人の内側に入り込んで、その人間との間で、抱擁したり、手を握ったり、悲しみを理解し、分かち合うことで主観的な付き合いを結べるようになる。……（中略）……と、同時に、看護師は、自分の感情（フィーリング）、知覚、認識、経験を、相手にも生きてもらい、それらをケアする相手に戻して「内省」してもらい、現象野と生活史に合った仕方でそれらを放出してもらえるようにする。……（中略）……このようなものとして、看護師は、精神に関する感覚ないし嘆き悲しんでいる人間のまさに傷ついた魂にまで手を伸ばしていって触れることができる」[10]。この言葉からは、身体への身体によるかかわりであるケアが、ケアを受けるひとのこころにもかかわる行為であることが伝わってきます。

しかし、身体へのかかわりがケアを受けるひとの心身にポジティブな影響ばかりをもたらすとは限りません。先の患者が、「忙しそうに雑に拭かれると……（中略）……面倒くさいのか、こんなこと自分ですればいいのにと思っているのかと思う」と述べているように、場合によってはネガティブな影響をもたらすこともあります。ケアを受けるひとの精神状態への身体ケアの影響が、ポジティブなものになるかネガティブなものになるかは、何によって分かれるのでしょうか。

この例において、身体への清拭行為がこころにも良い影響を与えている場合は、患者は「私のペースで」扱ってくれると言っており、逆に悪い影響を与えている場合には「忙しそうに」、つまり看護者のペースでケアが行われていることがわかります。ケアにおいてその主導権を握るべきは、ケアするひとではなく、ケアを受けるひとであり、患者に合わせたケアが心身に心地よさをもたらすといえます。そのような、ケアによって生じた治療への安心感や覚悟はまた、治療意欲や身体的回復の促進にも繫がり得ます。ケアは、身体に対して行われても、

＊ 病人などの身体をタオル等で拭くこと。

そのこころにも影響を与え得るものであり、その逆もまた然りなのです。

（2）主体と客体の両義性

ポンティは、「私の身体のうちに、また私の身体を介して存在するのは、単に触るものの、それが触っているものへの一方的な関係だけではない。そこでは関係が逆転し、触られている手が触る手になる」、すなわち身体は「主体的客体」（subject-object）であると述べています[11]。そして、触れられているはずの私が、逆に触れているということを「相互反転性」（réversibilité）[5]と名づけ、私たちは「触れる」側なのか「触れられる」側なのか分からない、あるいは、「触れ」ていると同時に「触れられ」ている存在であると言いました。この身体における主体と客体の両義性により、ケアにおいてもケアするひとがケアを受けるひとに「触れ」ていると同時に、「触れられ」ている体験をしているといえます。

また、相手の身体に「触れ」ているこちらの手は、相手の側からいえば「触れられ」ている手であり、このような両義的な手のあり方は、皮膚感覚を通じた「相互確認的な働き」[7]だともいえます。このケアするひととケアを受けるひとという二者が、身体を介した相互性、すなわち「相互身体性」[12]をもち、その「相互身体性」を通して互いに相手を理解しようとすることは、私たちの身体が主客転換し得る存在であることを示しています。相互身体的な了解抜きではケアが成立しないということは、ケアするひととケアを受けるひととの間で、互いの身体の主客を転換させながらケアが行われていることを示しています。

先出の訪問看護師の排泄ケアの例で[4]、自らの指先が相手の肛門の一部となり、相手の肛門が自らの指先に繋がっているという体験から見てとれるように、ケアにおいては相手の身体と自分の身体の一体化が起きることが少なくありません。このことは、ケアという行為が、自分の身体が他人の身体を併合してしまうような、「触れる」ことと「触れられる」ことが区別できないような体験、すなわち、自分が相手との境界を越える「間身体性」(intercorporéité)[11]をもたらすことを意味しています。つまり、良いケアにおいては、身体が主客転換するだけでなく、「間身体性」によって共にひとつの身体としてケアしケアされる体験が生じるのです。

ノディングズは、ケアを「看護師が他者の生命空間(他者の生命が在る時間とエネルギー空間)、あるいは現象野(事象が起きている場)に入るときに始まり、そこでは他者の存在状態(スピリット、ソウル)に気づき、この他者の状態を看護師自身の内的状態として感じ、被ケア者が取り除きたいと切望してきた情動や思いを開放することができるような状態で応える」[13]ものであると述べています。そして、この体験について「看護師と患者の間にはある種の間主観的な流れが生じる。どちらのセルフ(自己)にとっても調和がとれているとはいえない情動、思い、エネルギーが解き放たれると、各々のセルフにとってより調和のとれた、個人ひいては人類にとっての安寧へ向けたより穏やかな、より意識の高い他の情動、思い、そしてエネルギーが入れ替わる」[13]と述べています。それは、ケアするひととケアを受けるひとがお互いの個性と統一性が尊重されながら一体となる体験です[14]。また、「身体を超えたレベルで患者と一体化することができ、そこでふたりは共に分離と孤独から解放される」、あるいは「相手の経験の中に入り込める、と同時に、相手である患者は、看護婦の経験の中に入り込める」体験だとも言えます[15]。そこでは、ケアするひととケアを受けるひとの区別は本質的になく、ケアするひとも与えると同時に与えられ、ケアを受けるひとも与えられると同時に与えています。すなわちケアは、ケアを受けるひとだけではなく、ケアするひとにとっても特別な体験となり得るのです。

4　身体の言語性

私たちが落ち込んだ友人を慰めようと肩に手を置くときは、その肩に触れること自体に目的があるのではなく、触れることによって慰めや相手への共感を示そうとしています。このように、私たちは日頃から身体への接触を通じてメッセージを送ったり受け取ったりしていますが、この身体と身体のかかわりによってメッセージを交換することはケアにおいても起きています。

先出の看護師の清拭の例では、患者はしなやかに触れる看護師Aの手によって痛みへの慰めやケアへの責任といった、ケア行為とは直接的関係の無いメッセージを受け取っていました[8]。また、あるソーシャルワーカーが悪性腫瘍の女性患者のベッドサイドでただマッサージを続けた別の事例では[16]、マッサージを受けた患者は、「あなたにマッサージしてもらったことで生きている自分が確認できた気がする」「つらくて話のできない私のコミュニケーションは身体をさすってもらうことでした。そしてあなたが一緒にいてくれたことで私も今の自分が許せる気がしました」と述べたことが記されています。これらの言葉からは、この女性患者が表面的にはマッサージという身体へのケアを受けていながら、実際には全く別のもの、すなわち、「生きている自分」の感触や「自分を許せる」感覚を得ていることがわかります。これらのことから、身体へのケアが同時に、こころや感情へのメッセージとなって受け取られているありようがうかがえます。

それでは、ケアするひともまたケアを受けるひとの身体や身体の動作からメッセージを受け取っているのでしょうか。再び川西による記述の一部を引用して、ケアする者がケアから受け取っているものについて検討します。以下は、認知障害のために言語で意思を表現できない患者Cの入浴介助、および陰部洗浄をした場面についての看護師Bの語りです。

（入浴介助の場面）「患者Cが私を掴もうとするのを期待していた。しがみついてくれたら、入浴用椅子に今移ることをわかってくれていると思うし、相手に同意を得たと思えるから、触れるまでに一瞬時間をおいてみた」

（陰部洗浄の場面）「洗浄するときに必ず陰部を隠される。そして陰部に触れたとたんに身体がキュッとカチカチに固まる。《やめて！》という感じの強ばりで、自分を防御するための行動のように感じる」[8]

看護師Bは、認知障害のために言語表現による意思伝達が困難な患者Cの入浴への同意を、患者Cから看護師Bにしがみつくというサインによって確認しようとしています（そのために敢えて看護師Bが触れる前に間を作っています）。また、陰部洗浄場面では、陰部に触れた瞬間の患者Cの身体の強ばりから拒絶という意思を受け取っていることがわかります。

身体の強ばりを拒絶と理解した理由について、看護師Bは患者Cにとって心地よいと思われる他のケア場面では協力しようとする手足の動きがあることを挙げていました。実際には、患者Cの身体的反応だけが存在するにもかかわらず、患者Cのこのような日常の動きの観察や、看護師B自身の身体体験からの推測によって、看護師Bは患者Cの身体反応から《やめて！》等の言語的メッセージを受け取っています。

たとえば、看護などでは、身体的ケアを提供するにあたって、身体で受け取った情報を身体で判断し提供することでも、良いケアは実現できるといいます。[4] 身体は、体験において意識に組み込まれなかった未処理情報をも抱えた存在であり、生活史における未分化なものを雑多に包含しています。[17] また、その未分化で雑多な「ノイズ」を意味ある「シグナル」に変換する作業に価値を認める者の間でのみ、身体コミュニケーションは成立するともいわれています。[18] ケアを行う身体と受ける身体との間では、たとえ言語的コミュニケーションが困難な状況であっても、互いの身体反応による言語的メッセージが交換されているのです。

けれども、ケアを受けるひとはケアするひとから慰めや共感というメッセージを受け取ることが多いのに対し、ケアするひとはケアを受けるひとから病の苦しみや悲しみといった負の感情メッセージを受け取ることが少なくありません。患者から安楽の喜びがメッセージとして届くとき、ケアするひとはやりがいを感じられますが、苦しみや悲しみが伝わるときには、何もしてあげられない無力感や虚しさに苛まれるでしょう。ケアするひとはケアを通じて、さまざまなメッセージを受け取っているといえます。

5　身体性と内的葛藤

ここでは、ケアするひとがケアから受け取っているものをさらに検討するために、自験例より、看護師のケアに対する内的葛藤に身体性がかかわっていると思われる事例を紹介します。ここで提示する事例はプライバシー保護の観点からケースのエッセンスのみを短く掲載してあります。

（1）患者の死を契機に出勤困難になった看護師の事例

Eは、ターミナル期や重症度の高い患者が多く入院する病棟で働く臨床経験3年目の女性看護師である。病院内で職員の心理相談を行っているThのところへは、最近元気がないEを心配した病棟師長の勧めで来談した。Eは「朝、起きて仕事に行くのがつらい。仕方なく家を出て病院に向かうが、病院から少し離れたところに借りてある駐車場に車を停めると、今度は車から降りられない」とうつむきがちにぼそぼそと話しては涙を流した。このようなことが起きるようになったのは先月初旬からだという。Thは〈その頃に何か仕事に行くのがつらくなるようなことがあったのですか〉と尋ねた。すると、しばらくの沈黙のあと、Eは次のようなことを語った。

先々月、Eが担当していた患者S（50代、男性）が亡くなった。担当看護師であったEはSの容体を確認し大丈夫だと判断していたが、Eの夜勤中にSの容態が急変し、亡くなってしまったという。EはSが亡くなると思っていなかったため非常にショックを受けた。けれども、後になって考えてみると、確かにSの状態には死期が近づいているサインがいくつかあったことがわかり、Eがそれを見逃していたり、「まだ大丈夫だろう」と思い込んでいたりしたのだと気がついた。「Sさんは亡くなるときに大量の血を吐いて……。本当に恐ろしい光景だった。その時の様子が映像のように頭から離れない」と怯えるように言った。

Thは、臨床経験3年目になるEが、今になって患者の死を通してこのような強いショックを受けていることに違和感を覚えた。Eが担当する病棟は、Sのように症状の重い患者や末期癌患者を中心としているため、Eはこれまで何人もの患者を看取ってきたはずだからである。Thがその疑問を率直に尋ねると、Eはターミナルケア病室の患者は近いうちに亡くなるという心構えとともに看護を行っているので看取りに強いショックを受けることは少ないが、回復を目指して治療中の患者が急変することは怖いのだと話した。

その後、Eは病棟では特定の患者を担当せず、回復期にある患者のケアだけを中心に行いながら、週1回の来談を続けることになった。面接の中で、EはSが入浴ができないときに足浴をしてあげていたことを思い出した。湯の中に足を入れてやると、Sは《あ〜っ》と気持ちよさそうな声を出し、いつも湯の中ではのびのびと足指を広げた。しかしEがその足に触れると、必ずくすぐったがって足をひっこめようとしたことを楽しそうに回想した。「だけど、しばらくすると慣れてくるのか、私の手の中でまた指が広がってくるんです。今でも、気持ちよさそうにのびのびとしているSさんの足の感触が蘇ってきます」と言うと、Eは「……Sさん、生きたかったんだなぁ」とつぶやいた。

またあるときは、身体がだるいと訴えるSの身体をさすってあげたときのエピソードを語った。「本当に撫でるようになんですけど……（中略）……さすっているうちに、Sさんは眠ってしまって。でも、少しでもSさんを楽にさせてあげられたのかな、って思うとうれしかったです。苦しんでいるSさんに対して自分が何にもできないことをつらく感じていましたから」。そしてEは、「患者さんが喜んでくれたりすると、自分は誰かの役に立てたって思ってうれしいんです。特にSさんのときみたいに、すごくしんどそうにしている患者さんが《Eさんのおかげで楽になったわ》とか言ってくれたらすごくうれしい」と語った。

また別のセッションでは、Eが数日の休暇ののち出勤すると、Sが《Eさんが来ないから何かあったのかと心配したじゃないか》とEに言ったというエピソードが語られた。「患者さんに心配してもらう看護師っておかしいですよね」とEは笑い、「だけど、それからはSさんや他の患者さんの看護をしっかりやろうっていう気持ちになったんです」と不思議そうに言った。

そんなある時、Eが「Sさんがすごく生きたかったこと、私、感じていました。私も本当にSさんには元気になってもらいたかった。……最近、私がSさんの死期が迫っているのを見落としたのは、私が現実逃避してしまったのかな、と思ったりするんですよ」と言った。そして、「私はまだ患者さんが亡くなっていくことを自分の中でうまく受け止められない。（看護師の）中には、《勤務交代前に亡くなったら（残業になるから）どうしよう》とナースステーションであっけらかんと言っておきながら、神妙な面持ちで看取る人もいるけど、私にはそれもできない」と言い、結局Eはその後の人事異動の時期に、看取りが少ないと思われる病棟への異動を申し出た。

その後、Eは異動先の病棟で勤務し、面接を継続的に行いながら、患者の看取りについて自らの看護観を模索していた。その間に幾度か患者を看取ることもあり、その度に相談室で涙を流していたEであったが、しばらくしてThはEが患者の看取りについて語るときに流涙することなく受け止め始めていることに気がついた。その変化を指摘したところ、Eは「ある患者さんが元気に退院したのを見届けられた経験が良かったのだと思う」と答えた。

その患者はEが担当した80代女性患者で、命にかかわらない病気で入院してきたものの、その手術の際に別の内臓が傷ついてしまい、そのせいで危篤状態に陥った。身体に何本ものチューブが繋がり、会話もできない状況から、もう回復は見込めないのではないかと誰もが思っていた。しかし、そんな医療者たちの予想とは異なり、その患者はその後少しずつ回復し、最終的には完治して元気に退院していったという。

それ以降は患者が亡くなっても強いショックを受けることが無くなったのだとEは言った。そして、その理由について、この患者へのケア体験から、望みがないと思われるような患者に対しても献身的にケアを続けることで、回復を助けられることがあるという希望をもてたためだと語った。また、この体験により、たとえ回復せずに亡くなる場合でも、回復のためにでき得る限りのことをした結果なのだと受け止められるようになったのだと話した。その2ヶ月後、面接の中でEが「（これから）何とかやっていけそうだ」と告げたことでEとの面接は終結となった。

（2）身体性における相互関係

先の事例では、Sの容体について見立てを誤った罪悪感と、大量の吐血をしたSの壮絶な最期が結びつき、看取りは恐怖を伴った出来事としてEに体験されました。そして、この体験によって自分自身の判断や看護に自信がもてなくなってしまったEは、仕事に行くこと自体を恐れるようになったと思われます。しかし、Eがそのような感情体験をした背景として、EのSに対するかかわりや二者の相互関係についても考える必要があるでしょう。

Eは「Sさんがすごく生きたかったこと、私、感じていました。私も本当にSさんには元気になってもらいたかった。……最近、私がSさんの死期が迫っているのを見落としたのは、私が現実逃避してしまったのかな、と思ったりするんですよ」と語っています。Eの言う通りであるとすれば、なぜEはこれほどまでにSの生きたいという思いを強く感じ取り、死期が迫ったSの現実を見落とすほどSに生きてほしいという自らの願いを重ねたのでしょうか。

Eは足浴のエピソードを語る中で、Sの足が温かい湯の中でのびのびと広がり「あ〜っ」とため息をもらしていたことを回想しています。それはまさにSが心地よい体験をしていることを、EがSののびのびと広がる足に触れたことで感じ取る体験でした。身体を介した心地よい体験はSの生の喜びと直結しており、Sのその身体反応から、EはSの「生きたい」という願いを感じ取っていたと思われます。Eはこの足浴だけでなく、入浴や清拭、排泄などの身体ケアや、バイタル・チェックや点滴を初めとするさまざまな看護処置を通じて、身体へのかかわりを重ねてきました。看護師は、自らの身体を使った患者への直接的な触れ合いを通して、患者への思いが深まると言われています[9]。EはSの身体へのかかわりを続ける中で、Sの生きたいという願いを無意識裡に感じ取り、Sへの思いを深めるあまりにSの思いそのものを自らの心理的体験として取り入れていったと思われます。

ターミナル期の患者は近いうちに亡くなるという認識によって、Eは意識的・無意識的に患者への心理的距離を保っていたと話しています。しかし、そのような構えが必要ないSのような患者（回復前提の患者）には、ケアを通して知らず知らずのうちに思い入れを強めていたと思われました。構えをもたず、Eが深い共感状態にあったことで、Sの「生きたい」思いをともに体験していたと推測できます。このように、相手に対する共感が大きい場合に、治療者が二次的にPTSDに陥る危険が高いといわれています。[19]

また、休暇明けのEにSが《Eさん来ないから何かあったのかと心配したじゃないか》と声を掛けたことによって、Eは「それからはSさんや他の患者さんの看護をしっかりやろうっていう感じになった」と話しています。このSとのやりとりを通じてEは、ケアの関係性が、看護師が患者を観察する、あるいは患者に働きかけるという一方通行ではなく、看護師と患者が互いに影響を与え合いながら成り立っていることを感じ取りました。そして、患者が処置を行う対象としての単なる「身体」ではなく、感情や人格を伴った「存在」そのものであるということを再確認したと思われます。

Eは、「苦しんでいるSさんに対して自分が何にもできないということを辛く感じ」るという反面、「患者さんが喜んでくれたりすると、自分は誰かの役に立てたって思ってうれしい」「特に…（中略）…すごくしんどそうにしてる患者さんが《Eさんのおかげで楽になったわ》とか言ってくれたらすごくうれしい」と話しています。実際には、Sは《Eさんのおかげで楽になったわ》という言葉は発していませんが、Eは自分のマッサージを受けながら眠ってしまったSに対して、自分がSの苦痛を軽減できたことを察し、満足を感じています。このことは、Eがケアを通じて自分の存在の意義を見出すことができた体験、すなわち、実存感を感じられた体験だといえるでしょう。この実存感は、自分の存在が必要とされていると自覚できたときに最もはっきり感じられるものであり、神谷が「生きがい」[20]と表現したものと同種のものです。

看護師が自らの死生観や看護観を確立できないまま、患者の看取りが多い病棟で働き続けることは、看護師にとっても患者にとっても心理的危険を伴います。まずは配置転換によって看取りへの距離を置きつつ、患者と向き合い続けながら考えるというEの選択を筆者は尊重しました。そのような中、Eは絶望的状況にあった患者の回復を経験したことで、「望みがないと思われるような患者に対しても献身的にケアを続けることで、回復を助けられることがあるという希望をもてた」のでした。わずかな確率であっても、ケアが患者の回復を支え得ることがあるという希望が、Eが見出した献身的ケアの意味でした。そして、回復しない患者に対しても、ケアを行う意味を見出すことに繋がったのです。ケアの意味を見出したことで、Eは、ケアの甲斐なく患者が亡くなっていくということも受け入れることができるようになったと思われます。

6　身体性が失われる現代のケア

医療者を対象とした職員相談では、「せっかく看護師になったのに、毎日忙しくて患者さんを大切にしてあげられていない」と涙する新人看護師に出会うことが少なくありません。そこで、患者を大切にできないというのはどういうことを指すのかと尋ねると、大抵「(忙しくて)患者さんの話をゆっくり聴いてあげられない」というような返答が返ってきます。彼女たち(彼たち)が患者の話をゆっくり聴くことができない背景には、確かに業務の多さや煩雑さ、また彼女ら(彼ら)が仕事に慣れていないことによる余裕の無さなどがあるでしょう。しかし、ここでお話ししたいのは、実際に彼女ら(彼ら)が患者を大切にできているかどうかということではなく、彼女らにとって患者を大切にするということが、患者の身体を丁寧にケアするということではなく、言葉を介して患者のこころに寄り添うというイメージになっていることについてです。

看護研究等の文献において、1970年代ごろまでは身体性に関する研究が盛んに行われており、看護師のケアにおいて、互いの身体性へのコミットメントが重視されていました。また臨床現場においては、あくまでも身体へのかかわりを通じて患者のこころに寄り添うあり方が主流でした。

けれども、身体性が疎外され、欠如しつつある現代では、[21][22] 患者と個人的に話す時間を作り、言葉を用いて相談にのらなければ、患者をひとりの人間として大切にできていないのではないかと看護師たちは感じ始めています。このことは、脳神経外科病棟や集中治療室など、認知障害や意識障害によって言葉で安楽な状態やケアへの感謝を伝えられない患者が多い病棟に、燃え尽きを訴える看護師が多いこととも繋がっています。看護師のケア行動は、患者がケアを求める動きに喚起されて起こるものであり、また患者の自立を感じられない場合には満たされない思いがするといわれています。[23][24] そのため、言葉でケアを求めることができない患者や、自立や安楽が伝わりにくい患者が多い病棟では、ケアへのモチベーションが薄れやすいのかもしれません。

しかし、ケアへの要請、あるいは患者の自立や安楽は、時に患者の言葉の中にではなく、患者の顔色や身体の変化の中に見出されなくてはなりません。患者の身体にこれらのサインを見出す身体性の力が、医療におけるコンピュータ化・マニュアル化・アカデミック化や、社会における人間関係の変容によって弱まりつつあるのではないかと筆者は危惧しています。

看護ケアにおいて、人間への尊厳は身体性への尊厳によって示されるべきです。[25] ケアにおける身体性、つまり、自らの身体をもって他者の身体にかかわり、それを通じて互いのこころにかかわり合うというケアのありようを見失わないことが大切です。

第2節　ケアにおける互酬性

1　贈与交換としてのケア

第一章で述べたように、中世において他者を献身的にケアするということは、宗教活動における奉仕や慈善活動の一環であり、他者をケアすることによって自らの罪が祓われ、救われることでもありました。つまり、ケアは病者のためだけに行われるのではなく、ケアするひと自身のためにも行われていたのです。しかし、ケアが宗教的奉仕ではなくなった現代において、他者への献身は何のために行われているのでしょうか。

フランスの文化人類学者モースによると、ニュージーランドの先住民マオリ族には、「物には霊（ハウ）が宿っているが、ある種の品物あるいは財産（タオンガ）を無償で他人に譲り渡したときには、そのハウもまた贈り物を受けた人が受ける。よいタオンガでも悪いタオンガでも、もらった人が持ち続けると災いがやってくる」という教えがあるそうです。[26] これは、「災いがやってくる」と表現しながらも、無償で一方的に与えられる関係の不均衡さを説くものだといえます。ケアもまた贈与だと考えれば、それはケアするひとからケアを受けるひとへと一方的に与えられるものではなく、ケアするひとにも形を変えて返報されるものなのです。

しかし、ケアが人間の本能の営みに根ざしたものである以上、その返報は本来、医療費や介護料といった金銭で支払われ得る性質のものではありません。ケアするひととケアを受けるひととの間にあるサービスと費用の「贈与交換」は、いわば「見せかけの贈与交換」であり、両者の間でやりとりされている本質的なものとは異なります。それでは、ケアにおいて本来交換されているものとは何でしょうか。

たとえば、看護師が患者の患部や身体をさするとき、患者は実際には「さする」というケアを身体に受けていながら、一方で、その手の温かさに、病に対する「不安の解消」や、入院生活における「ストレスの緩和」といったこころへのケアも同時に受け取っていることが少なくありません。また、さすっている看護師も、その行為への返報を毎月の給与という形で受け取りますが、安楽に緩む患者の表情や感謝の言葉の中にやりがいや喜びを得る場合もあるでしょう。すなわち、ケアにおいてケアするひととケアを受けるひととの間で交換されているのは、実は互いのこころへの働きかけであり、身体への援助行為とその行為への金銭的報酬はいわば「見せかけの贈与交換」に過ぎないのです。したがって、「見せかけの贈与交換」は成立していても、本質的な交換が成立していない場合には、どこかで不均衡が生じてきます。

報酬としての金銭を受け取っていても、患者の回復や安楽を見出せないときにやりがいを見失い、心理的疲弊に陥る看護師がいるのはそのためです。志を高くして看護師になったものの、患者を前に何もできない自分にリアリティ・ショックを受ける新人看護師や、治る見込みのない患者を前に為す術がない緩和ケア病棟看護師の燃え尽きなども、ケア本来の返報を受け取れていないために陥る心理的疲弊の例だといえます。

フロムは、「与えることがすなわち与えられることだ」というのは、別に愛に限った話ではありません。教師は生徒に教えられ、俳優は観客から刺激され、精神分析医は患者によって癒やされるのです。ただしそれは、互いに相手をたんなる対象として扱うことなく、純粋かつ生産的に関わりあった時にしか起きない」と述べています。[27]この時、生徒が教師から与えられるものと、教師が生徒から与えられるものはイコール（同質）でありません。しかし、両者はいずれも与え与えられる関係という意味においてイコール（対等）なのです。

この相互の与え合いは、エリクソンのいう「相互性」（mutuality）[28][29]における関係性と似ています。この「相互性」について鑪《たたら》は、子どもは大人によって成長を促されるが、同時に同じ重みづけをもって子どもは大人を成長させるといった例を挙げて説明しています。[30]この「相互性」におけるイコール（同質）でない関係は、時に不平等の原因になることもありますが、相互補完的に働くこともあります。[31]「与える」だけ、「与えられる」だけという不均衡をもたらす関係ではなく、「与えることがすなわち与えられること」[27]という相互補完的な関係こそが、ひととひととの健やかなあり方なのです。「相互性」はお互いの欲求を満足させあうという意味ではイコール（対等）な関係性ですが、それがイコール（同質）ではない立場の上に成り立っています。しかし、ホルムズは看護師と患者のように立場や役割が異なっていても、その間には関係の対称性が存在すると述べています。[32]ケアの相互性とはまさに、ケアするひととケアを受けるひととの間に生じる非対称な対称的関係だといえるでしょう。

2　ケアするひとが救われること

「なぜあなたはこの仕事を続けられるのですか」と看護師に尋ねたときに、彼女が「もし、私が癌にかかったら、誰かにそばにいてほしいと思うでしょう」と返答したというエピソードがあります。[33]このことは、この看護師が苦しむことも病気になることもある人間の共通性を、自分にもかかわりのあることとして感じ取っていることを示しています。この他者への同一化や共感こそが彼女の献身性を支えており、寒さに震える患者を見れば毛布を掛け、身体の痛みを訴える声を聞けば患部をさすり、処置への不安に身を硬くする患者がいたならその手を取るという行為を起こさせています。しかし、これは相手のためだけに為されているわけではありません。相手の中に、過去や未来あるいは現在の自分を見出し、相手を救うことによって、相手の中にいる自分自身も救っているのです。クラインマンは「セルフケアは、他者をケアすることの中にもある」と述べています。[34]他者を救うことが心理的・間接的なセルフヘルプとなることがあります。

看護学生の職業志望動機として最も多いものは、自分や家族の病気体験だといわれています。成育歴において、ひとりで病気の不安を抱えながら入院したときの孤独や、家族が病気で苦しんでいる中、自分が家族の役に立てなかったことへの罪悪感が、彼女ら（彼ら）を看護師という職業に駆り立てているのだといいます。そして、そのような動機で看護師になった者の中には、看護師になったことでやっと自分を好きになれたと答える者もいることから、武井は、「こころの傷を生き延びるには、自分が意味ある存在であると感じられることと、つながりが実感できることが、必要」だと述べています[35]。つまり、実存感の確認です。

また武井は、看護師はもともと患者と同質のものをたくさんもっており、看護師が提供するケアは本質的にセルフヘルプ的な性質を帯びているはずであるとも述べています。クリミア戦争で活躍したナイチンゲールも、看護学校に行くまでは母親との関係がきっかけで、何年も深刻な心神喪失状態でした[36]。帰国後も母親との関係の中で虚脱発作を起こし、37歳からの30年間、病人として自室に篭っていました。このことから、ナイチンゲールの苦悩もまた、献身的に患者に向かうことによって癒やされ、彼女自身の生を支えていたと推測されます。

筆者が職員の心理的支援を担当する急性期病院でも、「誰かの役に立ちたい」「誰かに必要とされたい」と言う看護師は珍しくありません。その言葉を聞く度、筆者は、人間にとって最大の不幸は誰からも必要とされていないと感じることである、というマザー・テレサの言葉を想起します[37]。その言葉は、路地の片隅で誰にも看取られずに死を迎えようとしていた者に向けられた言葉ですが、一方でそれは彼女自身にも向けられていた言葉である気がしてなりません。すなわち、ケアを受けるひとだけがケアによって「自分は必要な人間である」と実感できるのではなく、ケアするひともまた、自分が他者を安楽にできるという喜びをもって、「自分が必要とされる存在である」ことを確かめ、救われる側面があるのではないでしょうか。

ケアは対人的・関係的実践だといわれています[38]。生活面や自分自身の問題、およびその尊厳において、ケアするひととケアを受けるひとが共通して抱えている問題が、ケアを通じて共鳴するのだといいます。ケアは、自己と他者双方の幸福に対する配慮であり、人は他者をケアすることによって自己もケアされるのです[39]。ケアは、ケアを受けるひとのためだけにあるのではなく、意識するにせよしないにせよ、ケアするひとのためにも行われている相互作用的・互酬的行為なのです。

第3節　ケアするひとへの心理的返報

第二章では、女性性におけるケガレと表裏一体の豊穣性が私たちをケアへと向かわせていることについて述べました。しかし、ケアが互酬的行為なのであれば、ケアを受けるひとがその豊穣を与えられる一方で、ケアするひとは何を受け取っているのだろうかという疑問がありました。たとえば、先出の古代オリエントにおける聖娼の慣習でも、豊穣を得るのは神殿にて聖娼と交わった男性の方であり、このとき聖娼となった女性は一見その処女性を喪失するだけのように思われたからです。

しかし、神殿で聖娼として相手に豊穣祈願をささげた女性たちは、儀式を終えて帰宅すると、祝福のうちにまもなく祝言を迎えたといいます[40]。女性たちにとって、聖娼としての交わりは、自らに内在する女性の本能に目覚めるためのイニシエーションだったのでしょう。女性たちは、相手に捧げるという行為を通じて、自らがその豊かな生殖性をもって豊穣や生命再生をもたらし得る存在であることへの実感に目覚めたと考えられます。

ケアするひともまた、他者に献身を捧げるということを通じて、生命エネルギーをもたらし得る自己存在に出会うのではないかと思われます。すなわち、ケガレと表裏一体の豊穣性によって行われるケアが、ケアするひとに返報しているものとは、ケアするひと自身の実存感ではないかと思うのです。

文化人類学的視点を借りると、それは大切な人間関係の中で交わされる贈り物のやり取りに近く、そこでは道徳的責任や感情的感覚、ソーシャル・キャピタル（信頼関係や人間関係）の交換が行われているといえます[38]。ケアを通じて、ケアを受けるひとは身体への物理的・直接的かかわりに加え、慰めや安心感、尊厳といった「生きるエネルギー」を受け取っています。そして、同時に、ケアするひともまた、金銭的報酬に加え、実存感という心理的な「生きるエネルギー」を受け取っているのです。すなわち、ケアは、ケアするひととケアを受けるひとがともに、生きるために必要なエネルギーを与え合う互酬的行為なのです。

けれども実際には、ケアをすることによって、ケアするひとが「生きるエネルギー」ではなく、心理的疲弊を得ることも少なくありません。ケアがケアするひとにも「生きるエネルギー」を与え得る互酬的行為ならば、むしろその真逆だともいえる心理的疲弊に陥る者が後を絶たないのはなぜでしょうか。ケアが実存感というエネルギーだけでなく、心理的疲弊をもたらすことについても検討する必要がありそうです。そこで、続く第四章では、ケアによる心理的疲弊について先行研究を紐解き、ケアによる心理的疲弊はどのように理解されているか、その概要を整理分析していきます。

第Ⅱ部

ケアによる心理的疲弊

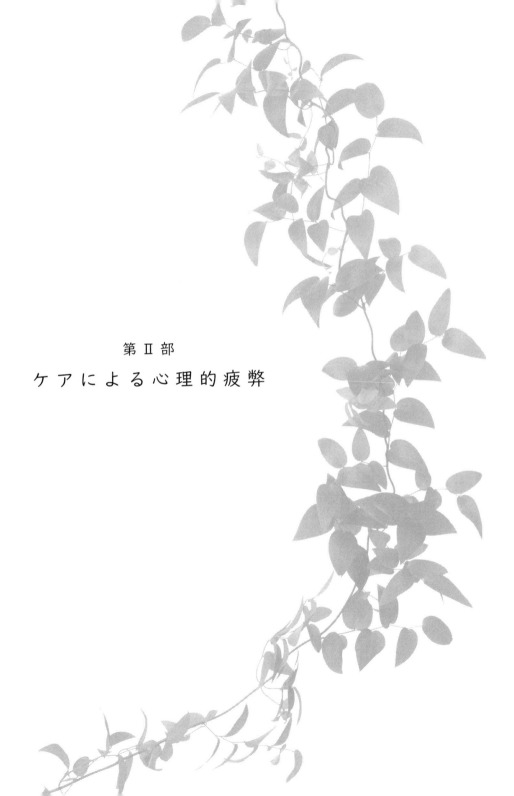

第四章　ケアによる心理的疲弊

第1節　先行研究の概要

医療技術の進歩とともに看護師の役割が多様化し、その業務内容も複雑になりました。また近年では、看護師の心理的疲弊に関する報告も増加しています。看護職員のうち、慢性疲労に陥っている者が8割、健康不安が7割を占め、看護師全体の3分の2が辞職を希望しているという報告もあり[1]、今や看護師は最もストレスの多い職業のひとつになっています。

筆者の院内職員相談においても、看護師の心身の疲弊や内的葛藤は顕著であり、彼女ら（彼ら）の職務専念に対する手助けの必要性を切実に感じています。ストレスに長期的にさらされながらのケアは、ケアするひとの心身の健康を損なうだけでなく、ケアそのものも機械的で表面的なものになり、その質が著しく低下します。看護師を心理的疲弊から守ることは、看護師のみならず患者の安全性のためにも重要だといえます。さらには、心理的疲弊によって休職している看護師がいる病院は全体の66％を占めるという調査[2]や、従業員千名規模の企業当たりの健康リスクによる経済損失額が年間25万9115ドルに上るという米国の報告[3]、職員の欠勤による損失労働時間と経済負担は心理的疲弊によるものが最も大きいという指摘[4]などからは、看護師の心理的疲弊を予防することは社会経済的にも意義があるといえます。

医療者の疲弊が社会問題となりつつある現代、医学系論文の検索サービスである医学中央雑誌（医中誌）

Ｗｅｂ版にて、「看護師」と「ストレス」という用語で検索すれば５千編近い文献が該当するなど、看護師の心理的疲弊に関する研究も枚挙に暇がありません。それにもかかわらず、実際にはそのストレスの軽減に未だ大きな改善はみられません。その理由のひとつとしては、先行研究量の膨大さ故に、取り上げられている疲弊要因が多様になり、逆に問題点が掴みづらくなっている可能性が考えられます。

また、先行研究においては、看護師のストレスや心理的疲弊が特定の要因との関係の中でのみ論じられているものが大半を占めていますが、実際の看護師の心理的疲弊は、それら単独の要因によるものというよりは、実際にはそれらの要因が重複的に絡み合って生じているであろうことから、一編一編の研究だけに注目していては看護師のストレスを正確に把握することは難しいといえます。

しかし、これまで発表されている文献研究は、ストレス要因や心理的疲弊への具体的対処法に焦点を当ててはいるものの、用いられた論文数が数編あるいは多くても数十編と少なく、膨大な先行研究の全体像を把握するのには充分とはいえません。なかには、外的要因と内的要因の双方からの考察を試みた研究もありますが[5]、外的要因として挙げられた「職場環境の良さ」がどのような要因を含んだものかが明記されていないなど、概観的であるが故に曖昧さを残す結果となっています。

以上のことから、ケアという職業に蔓延する深刻な疲弊を理解する第一歩として、まずは特定の状況に限定することなく、包括的視点をもって心理的疲弊要因を多角的に捉えることや、心理的疲弊に対する膨大な先行研究内容を整理する必要があると思われました。そこで本章では、より多くの先行文献から議論の中心とされている心理的疲弊要因毎に整理分析することで、先行研究において心理的疲弊を引き起こすと考えられているものを明らかにしたいと思います。

先出の医中誌Ｗｅｂ版で「看護師」「ストレス」という両用語が論文タイトルに含まれ、かつ本文へのリンクがあるものを検索したところ、１０９４編に絞られました（２０１４年７月４日現在*）。その中でさらに学会発表抄録や会議録等を除いた原著論文を中心にその内容を精読・評価し、看護師のストレス反応やストレス要因の検討を主題にしたもの223編を分析対象として採用しました。それらの文献において、看護師に心理的疲弊を与えていると思われる主たるストレス要因をラベル化し、ラベルした内容から類似あるいは関連していると思われたものを同一グループとすることを繰り返したところ、次の10項目を得ました。

所属機関や配置病棟（および外来）特有の状況である【看護単位の特徴】、勤務時間帯や勤務体制等の条件である【就労条件】、同僚や上司・部下等との関係である【職場の対人関係】、看護師個人の年齢である【年齢】、看護師個人の職務経験年数である【経験年数】、看護師個人の社会的・職業的能力である【能力】、看護師個人の性別である【性別】、看護師個人の婚姻や子育て状況である【婚姻と子育て】、看護師個人の行動傾向とその背景にある思考パターンや認知スタイル特性としての【パーソナリティ傾向】、看護師が職務を通じて感じるものとしての【達成感】です。これらの項目を、【看護単位の特徴】【就労条件】【職場の対人関係】という「外的要因」と、【年齢や経験年数と能力】【性別とライフサイクル】【パーソナリティ傾向と達成感】という「内的要因」に分け、その報告内容をまとめました。次節ではこれら6要因について、先行研究で明らかにされていることを詳細に示します。

第2節　心理的疲弊をもたらす外的要因

1　看護単位の特徴

看護師は、所属機関の規模や性質、配置される病棟や外来、また、そこで治療を受ける患者の疾病によって職務内容や職業的使命は異なります。病棟など看護単位の特徴や看護対象の疾病によってストレス要因が異なるためか、看護単位ごとに看護師のストレスを研究した文献は数多く存在します。

たとえば、救急科担当看護師に関しては、重症患者等の人命にかかわる仕事であることや、対応経験の少ない科の疾患や傷害へも緊急対応しなければならないことがストレス要因となるという研究が目立ちます[6]~[8]。なかでも、ドクターヘリに搭乗し、病院外で医療活動を行うフライトナースは、身の危険や情報不足、多数の傷病者への対応が疲弊要因となっているようです[7]。

また、集中治療室勤務の看護師に関しては、不安の高さやPTSDハイリスク者の割合が高いといわれており、そのストレス要因として、患者の死、過剰な労働量、処置の困難さ、医師との関係、他の看護師との関係などが報告されています[9]~[11]。

精神科看護師にストレスを与えるものとしては、患者を含む人間関係の困難さがあります[12][13]。精神科に多い認知症看護では、看護師の身体活動量の多さがストレス反応の高さに繋がっているといわれています[14]。さらに、精神科看護師の職業的ストレスは特殊であることも指摘されています[15]。

他には、脳神経外科病棟では患者の不穏行動が、透析専門施設では労働の身体的負担と仕事のコントロール困難が、外来では「待つ」ことに関する患者からの苦情が看護師のストレス要因として挙げられています[16]~[18]。また、手術室勤務者は疲労感が高く、外科および内科での勤務者には不安および抑うつが多いことも報告されています[9]。

看護単位の違いによる差はみられないという報告もありましたが[19]、これら看護単位毎に行われている先行研究内容を概観すると、看護単位の特性がストレスのありように影響を与えていると考えてよさそうです。こうした

＊（↗）79頁。検索語は以下。（看護師／TH or 看護師／AL）and（ストレス／TH or ストレス／AL））and（(FT=Y OR FTF=Y)。

＊＊ ひとつの施設における看護を担当する一区域。病棟を指すことが多いが、外来、手術室、集中治療室等も含まれる。

ことから、看護単位ごとにストレスや疲弊状況の違いを孕みながらも、いずれの看護単位も心理的疲弊に繋がるストレスを抱えているありようが浮かび上がってきます。

2 就労条件

看護師は夜勤やシフト制出勤といった勤務体制をとっており、この勤務の特殊性と心理的疲弊との関係についての研究が目立ちます。心理的疲弊と密接な関係にあるといわれている不眠症の有症率が交代制勤務（夜勤）のある看護師において高いことはいずれの論文でもほぼ一致しています[20]〜[25]。また、夜勤のストレスは患者の夜間急変や、仕事と家庭の両立葛藤などによるものが大半を占め、こうした心理的疲弊は経験年数に関係なく体験されています[26]〜[28]。対人援助という看護業務の特殊性だけでなく、このような交代制勤務や勤務時間の長さ、シフトのイレギュラーさといった就労条件が看護師の心理的疲弊に繋がっています[26]。また、就労条件としては、外来勤務よりも病棟勤務であることや施設規模が大きいことが看護師の心理的疲弊に繋がっています[29][30]。

3 職場の対人関係

医療現場では多職種連携は欠かせませんが、診療科の特殊性に合わせて医師や他職種に対応することが、看護師の対人葛藤となっているという研究があります[31]。また、部署における看護主任やリーダーといった役割葛藤がストレスになることも明らかになっています[32][33]。職場内のいじめ、職員からの暴言・暴力、セクシャル・ハラスメントがある職場ではＰＴＳＤも多いことが報告されています[10]。たとえハラスメントという明らかな攻撃を受けなくとも、同僚のサポートが少なければ、ＰＴＳＤを初めとするさまざまな心理的疲弊症状に繋がりやすいといわれています。(26)職場の人間関係を上司に相談する看護師や、プリセプターなど周囲からの支援が大きい新卒看護師は心理的疲弊に陥ることがより少なく、一般的に上司や同僚のサポートは心理的疲弊への緩和効果があると考えられています。(34)(35)その一方で、上司の支援を受けている者は心理的疲弊に陥る割合が高いという逆の報告も見受けられましたが、(36)これは、上司の支援を受けているから心理的疲弊を感じやすいと解釈するよりは、心理的に疲弊しているが故に上司の支援を受けていると捉えた方が妥当でしょう。これらの報告からは、良好な対人関係に基づくサポートが心理的疲弊を予防することがわかります。

第3節　心理的疲弊をもたらす内的要因

1　年齢や経験年数と能力

心理的疲弊に関連する要因として看護師の年齢要因を挙げる研究も珍しくありません。たとえば、24歳以下の看護師は、看護師一般と比較して、より強い心理的疲弊を感じているといわれています。(30)(36)他にも、若年看護師の心理的疲弊は頻繁に報告されています。一部には、心理的疲弊は年齢も含む個人的属性には関係がない、あるいは関係はごく少ないとする研究もありますが、(8)(19)(37)心理的疲弊と関連する要因として若年齢を挙げる研究は圧倒的に目立ちます。

若年看護師が心理的疲弊を感じやすい理由としては、年齢と密接な関連があるいくつかの要因による影響が考えられます。たとえば、仕事への適合性や成功体験は一般的に年齢とともに上昇するため、年代が上がるほど職務満足度が高くなります。(30)(38)一方で、若年看護師は職業経験も浅いことから、看護技術が不充分であったり、役割が曖昧である場合が多く、職業的満足を感じづらいのです。[39][40]

職業経験の浅さがストレスに繋がっていることを裏付けるように、先行研究では新人看護師の心理的疲弊に関する報告が数多くあります。[35][41][42]新人看護師の疲弊には、経験の少なさに伴う看護実践上の問題や、要強化課題の多さが指摘されています。経験年数が少ないことによる技術・知識量の少なさが心理的疲弊に関連していることは、新人看護師の心理的疲弊が経験年数を1年経た後には概ね回復傾向に向かうという研究からも推測できます。[43]～[45]

中堅（6～15年）といわれる年代の職業満足度の低さを指摘する研究はあるものの、[46][47]経験の長い看護師は心理的疲弊に陥ることがより少ないという報告の通り、[11][30]先行研究においては一般に、経験年数の浅い者ほど心理的疲弊に陥りやすく、年数を経るにつれ心理的疲弊が少なくなるという報告が目立ちました。職業発達理論のキャリア発達「確立期」[48]にあたる経験年数5年目以上の看護師群では、ストレス対処能力が高いという指摘に加え、11年以上になると問題解決のための対処能力が上がり離職率が下がるという指摘もみられます。[49]～[51]このように、経験年数と関連する要因は多いことから、経験年数の少ない看護師はそれらの要因が複合的に絡まりあって心理的疲弊を引き起こしていることが推測できます。

また、職業的能力と心理的疲弊の関連については、仕事の適性や熟練度に焦点をあてた研究があります。[30][52]知識や技術力といった職業的能力が不充分な新人看護師は心理的疲弊を感じやすいという報告も少なくありませんが、[53]～[55]職務技能獲得への支援のみでなく、個々の社会的技能を改善することもまた、看護師が心理的疲弊に陥らないためには重要です。[56]社会的技能のひとつであるレジリエンス*は、ストレスの多い過酷な状況にもかかわらず、高い士気を保ち、逆境を克服していく能力であり、看護師のストレスを低減させる要因のひとつだといわれています。[57]職業的能力そのものだけでなく、このストレス対処能力も健やかな職務継続と密接に関連する能力であることから、こうした社会的技能を高める指導が、特に若年看護師や経験年数の浅い看護師に対しては大切です。

2　性別とライフサイクル

これまで、家庭ケアおよび職業としてのケアは主に女性の手によって担われてきました。しかし、近年における男性看護師の増加とともに、看護業務における性別と心理的疲弊の関係に注目した先行研究も増加しつつあります。

女性看護師と比較して男性看護師の方がより心理的疲弊を感じているとする研究では、その要因として、男性看護師が患者からの共感や信頼を得るのが難しいことや、男性の相談資源利用率の低さ、女性に比べてストレス対処能力の高くないことなどが挙げられます(58)〜(60)。一方で、女性看護師がより心理的疲弊を重ねているという研究では、男性に比べて仕事の身体的負担が大きいためにコントロールが効かないことや家事負担あるいは仕事との両立葛藤がその疲弊要因として挙げられています(59)(60)。

このように、先行研究では、男性看護師の方が心理的疲弊を感じやすいという研究もあれば女性看護師の方が心理的疲弊を感じているという研究もあり、いずれかの性が心理的疲弊に繋がるという先行研究の圧倒的方向性はなく、なかには、男女差は認められないという報告も存在します(61)。しかしこれらの結果からは、性差そのものではなく、看護師の心理的疲弊に繋がる、性差と関連する要因の存在を感じます。

たとえば、いずれの医療施設でも未だ看護師の多くは女性ですが、女性が体験することの多い結婚や出産といったライフサイクルおける就労スタイルの変化は、心理的疲弊と関連があることが予想されます。未婚の女性看護師は疲労感や抑うつ感が高く心理的疲弊が多いという研究もあり、婚姻状況がストレスと関連していること

＊　ストレスなどによるダメージからの回復力や復元力のこと。

がうかがえます[62]〜[64]。また、子育て中でない方が身体愁訴や不安感が高いという報告があるものの[62]、子育て中である方が心理的疲弊が高いという報告は見当たりませんでした。これらのことから、家庭と仕事の両立葛藤で悩んでいる看護師は多いものの、総じて、婚姻や子育ての経験は看護師の心理的疲弊の直接的要因にはなっていません。むしろ、婚姻や子育てといった経験は、看護師のストレス対処能力に好影響を及ぼすという報告があります[49]。

　しかしながら、一般に婚姻や子育てによって女性の家事負担が増加するにもかかわらず、何故彼女たちの心理的疲弊は増加しない（それどころか、むしろ軽減することすらある）のかといった点について、心理臨床的視点から論考を加えた先行研究は見当たりませんでした。この点に関して筆者は、これまで論じてきたように、婚姻や出産による女性性の成熟が、ケアによる心理的疲弊を軽減しているのではないかと考えています。第二章で紹介した「ケガレの受容を経てケアを職業に選んだ女性の事例」でも述べましたが、女性性の成熟とケアの間には心理的に密接な関係があるためです。

３　パーソナリティ傾向と達成感

　看護師の心理的疲弊には看護師自身の性格特性が関係することがわかっています[65]。心理的疲弊を起こしやすい看護師の性格特性として、神経症的性格であったり、過剰に忍耐したり、心身の不調を否認する傾向などが挙げられています[66][67]。東大式エゴグラム（ＴＥＧ）*を用いて看護師の性格特性と心理的疲弊との関係について調べた研究からは、ＡＣ（順応した子ども）**傾向をもつひとは心理的疲弊を起こしやすいことが明らかになっています[68]。この結果は、心理的疲弊に陥っている人は他者に認められようと、表面的な適応をするＡＣ傾向を持ちやすいこと[69]とも併せて考える必要があるでしょう。

　さらに、看護師全般に多く見られる性格特性として、自己抑制度が高く自己価値観が低いことや、「人に必要とされている」と思えると気持ちが落ち着く人が多いことなどが挙げられています。[70,71] また、看護師に多い認知パターンがあることも明らかになっています。[72] なかでも、非合理的な信念や、ネガティブ思考といった認知パターンは心理的疲弊に陥り易いといわれています。[73,74]

職務満足度は、職業性ストレスによる心理的疲弊と関係があり、[75] 心理的疲弊に陥っているひとは職務満足度が低いということが指摘されています。[69] 看護師の職務満足には、チーム構成員として協力し合う在り方や、「自分が行っている仕事は本当に大切なことである」といった職業的自己肯定感が関係しています。[51] また、職業性ストレスと職務満足度については、仕事の達成感が高まるほど心理的疲弊が軽減するという関連性が明らかになっています。このことから心理的疲弊を防ぐには、看護師が患者とのかかわりにおいて、達成感や職務満足といったようなポジティブな面に目を向けることが重要だと思われます。[14,76,77]

しかし、達成感は、仕事の煩雑さや物理的・量的労働負荷の高さ、心理的労働負荷の高さによって感じづらくなることから、こうした要因が看護師に達成感を得づらくさせ、心理的疲弊を引き起こすのではないかと推測されました。さらに、患者からの感謝や患者の回復が得られないこと、理想的看護と現実とのギャップへの落胆などによって、達成感や職務満足が得られず心理的に疲弊することもあります。[35,78] なかには、特定の患者との長期にわたる関係や患者へのかかわりが、心理的疲弊に繋がるという報告もありましたが、[29,79] 一般的には、患者との関係からもたらされる達成感や職務満足感が看護師の心理的疲弊を防ぐという報告が、圧倒的多数を占めています。しかし、そういった報告では、達成感や職務満足感を支える要因に対して、充分な心理学的考察はなされてはいませんでした。この点に関して、本書では第七章にて考察を行いたいと思います。

＊　交流分析を元にした心理検査で、人の行動を5種類の自我状態に分類する。

＊＊　Adapted Child の略。感情を抑えたり、周囲の言うことをよく聞く「良い子」の自我状態。

第4節　これまでの研究から明らかにされたこと

　交代制勤務など就労条件による心身への負担が他者への配慮といった精神的な余裕を奪うことで、対人関係の悪化に繫がることも少なくないなど、これらの外的条件における各要因は互いに影響し合っているといえます。内的要因を概観しても、若年齢と経験年数の少なさは職務上の能力や社会生活上の能力の低さと切り離しづらい要因であり、これらがストレスの大きなリスク要因になっています。また、婚姻と子育て経験は一連の繫がりをもつ要因である中、これらの経験は、看護師をケアのストレスから保護する、あるいはストレスを低減させる可能性が示唆されました。このことは、本書における主張のひとつである、女性性の成熟がケアへの親和性を高めることと一致しています。若年齢であればおのずと経験年数も少なく、婚姻や子育て経験もない者が多く、職務や社会生活における能力も不充分である場合が少なくないなど、これらの内的要因もまた、互いに関連し合いながら心理的に疲弊する状況を作り出しています。

　各要因が相互に影響し合っているのは、外的および内的要因内だけのことではありません。達成感が対人関係による心理的疲弊を緩和するという一方で[76]、達成感は業務の煩雑さによって感じづらくなるということからは、外的要因と内的要因の間で複数の要因が複雑に絡み合っていることがうかがえます。これらのことから、これまでの研究では心理的疲弊を引き起こす要因を特定の状況に絞って論じたものが多いものの、実際には単独要因によって看護師が心理的疲弊に陥っているのではなく、複数要因が複雑に絡み合ってストレス状況を形成し、心理的疲弊を引き起こしているありようが浮かび上がってきました。裏を返せば、この複数の要因が複雑に絡み合い交差するところに、ケアが存在しているともいえるでしょう。

ところで、救急隊員の心理的疲弊について調査を行った研究では、救急隊員は緊急性が高い、あるいは重症度が高い、または損傷が著しい傷病者への対応に最も心理的疲弊を感じることが報告されています[80]。このことは「命を扱う」職務自体がいかに心理的疲弊をもたらすかを表しています。「命を扱う」ことによる心理的疲弊は、救急隊員のみならず看護師にとっても同様であり、ケアという仕事が「命を扱う」ものであるからこそ、経験や能力の浅い者、神経症的性格特性をもつ者に過剰な緊張を強います。また、急変や死という特殊な状況がいつ起きるか分からないという緊張感があるからこそ、長時間労働や夜間勤務がさらに過酷なものになっていると思われました。加えて、「命を扱う」ことによる特殊な緊張感が対人関係を円滑にする心の余裕を奪っていることも予想できます。したがって、ケアにおける心理的疲弊は、「命を扱う」という職業特性によって、さまざまな要因が複雑に絡み合って生じているといえます。

しかしながら、この他者の「命を扱う」あるいは「命をケアする」といった行為の根底にどのような心理的意味があるかということについて考察する研究は、筆者の知る限り見当たりません。このことは、これまでの研究においても、婚姻や出産経験が心理的疲弊を軽減させることや、達成感が心理的疲弊を防ぐことは明らかにされていても、どのような心理的意味があるためにそういったことが起こるのか、あるいは心理的背景としてどのようなことが生じているのかが論及されていないことにも通じています。これら先行研究において明らかにされた外的要因や内的要因は、いわば疲弊を引き起こす引き金ではあるものの、彼女ら（彼ら）に心理的疲弊をもたらしているのは、こうした引き金となる一要因だけでなく、その背後にある職業的本質と表裏一体のものだと思われます。その本質とは、第一章で述べたような宗教的贖罪や道徳的感情であり、第二章で記したケガレと表裏一体にある豊穣性であり、また第三章で論じたケアの互酬性です。そうした本質が満たされない、あるいは歪んでしまうことが、心理的疲弊に繋がっていると思われます。

したがって、ケアによる心理的疲弊について真に理解し、支援するためには、心理的疲弊の引き金となっている外的要因や内的要因といった具体的事象だけでなく、それらの事象やケアそのものがもつ心理臨床的意味を知る必要があります。そこで、ケアの職業的本質と心理的疲弊の関係およびその心理的支援については後に改めて取り上げて検討します。

先行研究ではケアにまつわる日常的疲弊を扱った報告がほとんどであり、日常業務とは異なる惨事遭遇による心理的疲弊の研究は多くはありませんでした。しかしながら、実際のケア現場では看護師が救急処置や急変対応、さらには患者の自殺や同僚の事故等、業務上での惨事に遭遇することは珍しくありません。また、惨事に遭遇する体験は日常業務における疲弊とは異なる様相を呈すると思われます。そこで、続く第五章では筆者自身の調査と自験例をもとに、惨事に遭遇したことによる心理的疲弊とその疲弊への心理的支援について考えます。

第五章　ケア現場における惨事遭遇

第1節　ケア現場で遭遇する惨事

第四章ではこれまでに発表されている研究を整理し、日常的なケア場面における心理的疲弊の要因についてまとめました。しかし、ケアを行う現場では、このような日常業務による心理的疲弊に加え、悲惨な状態にあるひとへの処置や突発的な事故によって、強いストレス状態に陥ることが珍しくありません。このような、通常の対処方法ではうまく処理できない問題や脅威によるストレス反応は、「惨事ストレス」（Critical Incident Stress）と呼ばれ、ケアにおける日常的ストレスとは分けて考えられています。この「惨事ストレス」には、暴力、交通事故、自然災害、人為的災害、自殺などがあります。

わが国での惨事救護における本格的なストレス研究は、阪神淡路大震災での消防職員の外傷性ストレス反応の分析を皮切りに始まりました。現在では、大規模災害などの救援活動に赴いた消防士、警察官、自衛隊などの第一対応者（first responder）や、救護活動に従事した医療従事者に「惨事ストレス」が生じることは広く認識されています。また、大規模災害のような大惨事だけでなく、暴力・事故・自殺等のより身近な惨事や、それらが積み重なることで生じる問題も指摘されています。たとえば、悲惨な状況の遺体を扱ったり、子どもの遺体を扱うこと、被害者が肉親や知り合いであることなどは、惨事ストレスが生じやすい状況だといわれています[1]。救急医療の現場で看護師が受ける精神的衝撃は、交通事故の外傷、小児の心肺停止、自殺を扱う際などにより強く感じられており、消防職員や保健師、医師よりもＰＴＳＤのリスクが高いといわれています。[2] ケアを仕事にするひとは、日常的ケアにおけるストレスだけでなく、惨事ストレスにもさらされ得るのです。そこで本章では、医療現場における突発的な惨事とそれによる心理的疲弊について考えます。

リフトンは「肉体的にせよ精神的にせよ、なんらかの形で死と接触し、現在なお生きつづけている者」を「生存者」と呼び、死との接触は「生存者」のこころに拭い去れない死のイメージを刻印すると述べています。[3] 「死の刻印」とは、死の奇怪さや不条理さによってもたらされるグロテスクな死のイメージです。[4] 医療に従事するひとは、治療するひとやケアするひとであると同時に、死や苦しみの目撃者でもあります。医療現場でケアを行う看護師たちもまた、「生存者」として、医療の現場で遭遇する惨《むご》い死によって「死の刻印」を受け得るのです。

救急領域の看護師だけでなく、病棟に勤務する看護師も惨事ストレスに晒されています。[5] たとえば、精神科病棟で働く看護師は、【攻撃の対象となる】【他者への攻撃を見聞きする】【患者の自殺】【性的な攻撃に遭う】【性的な不快行為に遭う】【患者に巻き込まれる】などといった出来事によって、「脅かされ」る体験をしています。[6] 同じく、精神科看護師を対象に行った調査では、９割の看護師が業務中に身体的暴力や言語的暴力に遭遇したり、自殺の目撃などの惨事を経験していることが明らかになっています。[7,8] 精神科以外でも、看護師や保健医療福祉施設職員が、身体的および言葉の暴力を受けているという報告や、６割の病院で過去１年以内に患者による院内暴力が起きているという調査結果などからは、彼女ら（彼ら）が惨事と常に隣りあわせである状況がうかがえます。[9-11]

看護師は、惨事に遭遇すると孤立無援だと感じ、アイデンティティの揺らぎを体験するといわれています。[6] また、その孤立無援感のためか、惨事に遭遇しても、自分一人で感情を処理しようとする傾向があります。[10] 海外では、既に「惨事ストレス」への組織的取り組みが実施されていますが、[12] 日本では「惨事ストレス」への組織的サポートが未だ受けづらく、暴力被害に対してサポートを受けられたひとは半数以下に過ぎません。けれども、サポートを受けられたひとの６割以上に効果がみられたという調査もあることから、[8] 惨事ストレスを受けた看護師への支援体制を整えることは重要だといえます[5][7][10]。

このような中、充分とはいえないものの、少しずつ「惨事ストレス」への認識は拡がり、医療者をはじめ救援者への心理的支援の必要性が認められ始めています。また、身近な惨事である患者からの暴力に関しても、これまでは、「患者さんはつらいのだから」「私たちはプロなのだから」と看護師が自省することが多かったのですが、近年では、相手が患者であっても暴力を受けた傷つきを自ら認め、組織による支援を求められるようになりつつあります。しかし、ケアの場で出会う、身体の悲惨な状態や惨い死への傷つきは、その職業的役割やプロ意識という点から口にすることが難しく、未だ心理的支援を受けづらい現状があります。同様に、患者の自殺に遭遇した場合も、惨い死への傷つきだけでなく、「(患者の様子の変化に)気づけなかった」「(自殺を)未然に防げなかった」という罪悪感と、自殺という行為のタブー性から、一人で抱え込みやすいことが予想されます。実際、そのタブー性のためか、こうした「惨事ストレス」に関する研究すら少ない状況です。そこで、筆者が行った、患者の自殺を経験した看護師への面接調査について以下に紹介し、惨事に遭遇した看護師が受ける心理的疲弊を理解するとともに、惨事に遭遇した看護師への心理的支援のあり方について考えます。

第2節　惨事遭遇の心理的影響――患者の自殺経験への調査より

1　面接調査の方法

①面接調査協力者の募集　筆者が嘱託職員として勤務する総合病院の師長会にて、本研究の目的と意義、方法などを、口頭・文面の両方で説明しました。その上で、目的と意義、倫理的配慮、調査方法、募集する調査対象

表5-1　面接での語りのガイドの例（抜粋）

15.	患者の自殺を知った直後はどんな感じがしましたか。
18.	その事件によって生活面や精神面、身体面に何か変化が起きましたか。
20.	その変化に対して、どのように対処しましたか。
27.	事件の後、あなたに対するサポートはありましたか。
28.	それは誰からのサポートでしたか。
29.	それはどのようなサポートでしたか。
35.	それによってあなたに変化はありましたか。
41.	「あれば良かった」と思うサポートはありますか。

者、筆者の連絡先について書かれた調査協力者募集の書面を各病棟に配布しました。

②面接調査の対象者　連絡があった調査協力希望者に対し、調査協力の可否と面接日等の希望を尋ね、面接日および時間帯を決定しました。最終対象者は、患者の自殺体験（未遂・既遂）のある看護師10名（男性1名、女性9名）でした。

③面接調査の方法　病院内の個室（防音構造）にて、患者の自殺による心身への影響やその際に受けたサポート等について、事前に作成した語りのガイド（表5-1）を基に、半構造化面接*を行いました。また面接は個別に行い、面接内容は対象者の了解を得て、ICレコーダーにて記録しました。

④倫理的配慮　調査目的や方法、内容について、調査依頼時と調査開始直前に文章と口頭で説明し、同意は署名で確認しました。また、事前に筆者や調査対象者らが勤務する病院の倫理審査委員会の承認を得ています。

2　分析方法

ＫＪ法[13]に則して、（1）事件の影響、（2）ストレス・コーピング方法、（3）実際に受けた職場での支援、（4）希望する職場での支援という4次元に関して、意味内容から区分し、データの概念化を図りました。

表 5-2　調査対象者の背景と面接時間

ID	年齢	性別	経験年数*	事故時期	未既遂	事故との関係	面接時間(分)
1	50代	女	32年	2年前	未遂	当該病棟管理者	61
2	40代	女	3年	8年前	既遂	第一発見者	60
3	20代	男	2年	2年前	未遂	第一発見者	62
4	50代	女	28年	2年前	既遂	当日の夜勤	66
5	50代	女	25年	7年前	既遂	通報で現場対応	67
6	30代	女	0年(実習生)	10年前	既遂	現場目撃者	59
7	30代	女	5年	7年前	既遂	第一発見者	64
8	40代	女	24年	4年前	未遂	当日の夜勤	63
9	40代	女	21年	1年前	既遂	当該病棟勤務	63
10	20代	女	3年	2年前	既遂	当該病棟勤務	62

＊事故当時の経験年数

3　結果

調査対象者の年齢、性別、患者の自殺事故（以後、「事故」とする）、当時の経験年数、事故の未既遂の別、事故との関係については表5-2のとおりです。また、次元ごとに抽出されたカテゴリーはそれぞれ表5-3の通りです。「　」は対象者の発言内容、【　】はカテゴリー名とします。

(1) 事故の影響

事故直後は、「変に冷静」であったという1名を除く全員が「腰を抜かすほどびっくりした」「とにかく恐怖で」「信じられない」と、驚愕や恐怖、動揺といった感情の激しい揺れを経験していました。「こんなことが病院で起こるんだ」「まさか」といった驚きは、病院が患者にとって生きるための場であるにもかかわらず、自ら死を選んだという想定外の不条理さによると思われます。こうした激しい感情の揺れに対し「変に冷静」だったという対象者は、強い心理的

＊　予め用意した質問を基に面接を行うが、状況に応じて、質問の表現や順序、内容を入れ替える面接法。

表 5-3　各次元ごとのカテゴリーとコード化単位

次元	カテゴリー	下位ラベル
(1) 事故の影響	心理的影響	感情の激しい揺れ
		感情の平坦化
		持続する強い感情
	生活への影響	事件を想起させる状況や事物の回避
		予期せぬ想起
		睡眠や食欲の変化
	職務への影響	事件を想起させる状況や事物の回避
		辞職の検討
		人間関係
(2) ストレス・コーピング手段	余暇活動	趣味
	ひとりにならない	友人との時間・家族との時間
	語る	家族と話す・気のおけない同僚と話す
(3) 実際に受けた職場での支援	職務内支援	上司による個別面接・職務の軽減 病棟のカンファレンス
	職務外支援	気のおけない同僚と話す
(4) 希望する職場での支援	病棟での支援	病棟のカンファレンス・職務の軽減
	専門家の介入	心理的支援の専門家・遺体処置の専門家
	教育	研修・自助グループ

衝撃を受けたために逆に感情の平坦化が引き起こされたか、あるいは対象者の遭遇ケースが未遂事故だったために冷静さを保つことができた可能性が考えられました。

さらに、「思いつめていたことに気づき、どうかかわればよかったのかと自分を責めてしまう」という自責や、自殺した患者に対し「（事故に遭遇して傷ついたスタッフへの同情から）《なぜここでそんなことをしたのか》という怒り」といった強い感情が一定期間経過後も持続しているケースもありました。この調査では、全調査対象者が事件によりこうした【心理的影響】を受けていました。

また、「夜になるのが怖い」「暗闇が怖い」「ハンガーやカーテンなど（ぶら下がっているもの）が見られない」「窓が見られない」「サスペンスドラマが見られない」というように、生活場面において事故を想起させる事物や状況を避ける傾向がみられました。事故を想起させるものや状況の回避が一旦起きると、事件から一定期間経過後もその症状は持続することが多く、対象者は「今でも夜勤帯に個室を見回るのが嫌」「今もその部屋への恐怖心は無いわけではなく、薄らいできただけ。元には戻っていない」「サスペンスドラマは見られない、チャンネルを変えてしまう」などと話しました。なかには、出来事から8年が経過した現在でも、事故の影響に苦しんでいる対象者もいました。

さらに、未遂ケースであった対象者を除く全員が、事故を期に「食欲が落ちた」「眠れなかった」というように、睡眠や食欲の変化など【生活への影響】を受けていました。「ベッドから布団や患者さんが落ちると〝あの時〟の音を思い出してしまう」というフラッシュバックや、「帰り道、気がついたら考えている」などの意図せぬ想起に苦しんでいる対象者もいました。

また、【職務への影響】を受けた対象者も6名いました。「事故のあった辺りに行けなくなった」「事故のあった時間帯の勤務（夜勤）が怖い」など事故を想起させる事物や状況を回避したり、「ちょっとしたことで涙が出るようになり、もう仕事を辞めたいと思った」と辞職を思い詰めた対象者もいました。「上司に《蘇生措置をしていたら助かったかもしれない》と言われてしんどくなった」と上司や仲間の言葉に傷ついたり、「事故のことを言うと想いが深くなるし、向こうも言ってこないし、噂になるのも嫌だったので病棟の仲間とは話せなかった」と周囲から孤立する対象者もおり、「人間関係」に影響を受けている様子がみられました。

【心理的影響】【生活への影響】【職務への影響】を重複して受けた対象者が多い中、「特に影響はなかった」と答えた対象者が2名いました。「特に影響はなかった」と回答した対象者は、いずれも未遂ケースでした。「生きていると聞いて少し安心した」「未遂に終わったことが大きい。亡くなっていたら看護師を続けられなかったかもしれない」という語りや、「一番初めに発見していたら違った（影響があった）と思う」という発言から、未遂であったことや第一発見者でなかったことが出来事による影響を最小限に抑えたと考えられました。未遂ケース

3名のうち、1名の対象者のみが【生活への影響】や【職務への影響】を受けていたことについては、その対象者が他の2名とは異なり、第一発見者であることや、経験年数が浅かったことが影響していると思われます。

(2) 惨事遭遇者がとった対処

惨事遭遇者は、「この事故を機に、仕事外の居場所や友人を作ろうと習い事を始めた」など、趣味や趣味を通じた友人をもつことで気分転換を図ったり、「友達と過ごすなどひとりで居ないようにした」「別居中だった母親にしばらく来てもらった」というふうに、事件後はひとりにならないようにし、友人や家族と一緒に過ごすことで乗り越えようとしていました。

また、【語る】ことで克服しようとした対象者も多く、なかでも、事故について「同僚と休憩時間に控え室で話した」「気の合う同僚に話を聞いてもらった」「実習の仲間と話した」「医療従事者の友人に話した」といったように、同じ立場にいる看護師や医療従事者を相手に話している様子がうかがえました。

話す相手に同業者を選ぶ対象者が多い背景には、「医療従事者じゃないとこんな話はわかってくれないし、話されても怖いだけだろうと思うと、家族にも話せなかった」という思いがあるようです。また、病棟でのカンファレンスがあるにもかかわらず、個別に気のおけない同僚に語る理由として、「病棟のカンファレンスだと構えてしまう」という意見もありました。一方、「家族と話した」対象者も2名いました。同僚ではなく家族に話した理由について、出来事が起きた時に同じ現場にいた同僚に分かち合いのアプローチをしたものの、「相手は淡々としており」分かち合えず、職場での孤立感を抱えていたためだと答えています。

改めて対処するほどの「ストレスはなかった」という対象者も2名いましたが、いずれも、遭遇事故が未遂で、第一発見者でもありませんでした。既遂、あるいは第一発見者であった残りの対象者は全員、何らかのストレス・コーピング*を行っていました。

（3）職場で受けた支援

対象者のうち3名の病棟で、自殺事故に関するカンファレンスが行われていました。けれども、その実施方法や内容について尋ねると、「毎朝の病棟カンファレンスを利用して、何が起きたかについて話し合った」というように、普段の申し送りの場で事故発生について報告したものでした。また、カンファレンスの成果として「いいアイデアが出てよかった」と回答していますが、この回答からは、カンファレンスの目的がスタッフの傷つきを共有するためではなく、患者の自殺防止について話し合うためのものであったことが推測されます。

「上司が個別面談をしてくれた」ことや、そこで「《大変だったわね》というねぎらいの言葉」をかけてくれたことなど、上司による支援がストレスの軽減に繋がったケースもありました。また、このように【語る】支援だけでなく、「事故のあった部屋の見回りを外してもらう」など、事故を機にできなくなった業務を一時的に軽減することも職場でできる支援であり、このような支援に救われる場合も少なくありません。

これら【職務内支援】を受けたのは、職務の軽減を受けた3名を含む6名でした。それに加えて、「一緒に見回ってくれた」「同僚や先輩が（私的に）話をきいてくれた」など、同僚や先輩看護師による個人的配慮からの【職務外支援】を受けた対象者は7名いました。病棟の仲間と話し合ったことで、「こんな事故を起こした自分の管理について皆に責められるのかと思っていた。けれど、そういうのはなくてよかった」と感じた対象者もいます。

先に述べたように、病棟のカンファレンスでは自殺をいかに防ぐかという対処や反省が中心になるのに対し、個人的に相談にのってもらったり、気のおけない同僚に話す場面では、事故に遭遇したスタッフの語りに耳を傾

＊　ストレスに対処するための技術や能力のこと。

ける要素が強いようです。病棟でのカンファレンスがあってもなお、同僚に職務外で話すことが多いことから、事故遭遇による傷つきに焦点を当てた対話をすることがいかに大切であるかがわかります。

（4）職場に期待する支援

【病棟での支援】として、病棟でのカンファレンス時期などを考慮してほしいと希望する声がありました。また、「自分はたまたま事件の翌日が休みで良かったと感じた。そのため、事件後数日休みをもらってそのことから離れたほうが整理をつけやすい」など、一時的な職務の軽減を希望した対象者も3名いました。

「スタッフにはいろいろなひとがいるから、（話したことを）悪く取ったりするひとや、考えてくれるひとばかりではない。心理カウンセラーなら専門家という信頼感がある」という思いから心理的支援の専門家や、「遺体の損傷が激しい時、患者をよく知る看護師は精神的にきついし、処置の仕方を知らないのでひどい傷つきになる」という理由から遺体処置の専門家など、【専門家の介入】を求めた対象者が3名いました。また、「気を遣って自分から経験者に聞きにいけないが、同じ体験をしたひとが乗り越えた話を聞きたいと思った」ということから、自助グループや研修など【教育】の機会を求める対象者もいました。

期待する研修については、「患者ではなく、看護師に対するサポート。研修に行っても看護師へのサポートはない」という意見がありました。この発言をした対象者よりも先に調査面接を終えていた対象者1名を除いた全員に、（患者の自殺予防ではなく）看護師が受ける心理的影響の研修経験の有無について質問を追加したところ、そのような研修を受講した経験をもつ対象者はひとりもいませんでした。また、「勤務時間外の研修は参加したくない」という1名を除いた全員が、上記のような研修を受けたいと回答しました。患者の自殺という惨事に対して、看護師自身が受ける影響について知りたいという意見は、前項で紹介した、スタッフの傷つきに焦点を当てた話し合いを求める声と重なるところがあります。プロとはいえ、看護師もまた生身の人間であり、その心の傷つきに寄り添う支援を必要としているのです。

第3節　惨事遭遇者への心理的支援

1　ケア観や死生観への影響

看護師は患者をこれからも生きていく存在として捉えており、[14] その回復を支える過程に看護の意義を見出しています。また、その生をいかに永らえさせるかという視点がその職務的行為の中核になっています。一方、ターミナル・ケアでは、患者の残された生におけるＱＯＬ*をいかに高めるかが看護の重点とされており、死に逝く過程そのものへの関わりの中に価値や喜びが見出されています。[15] さらに、看護師は自分が行ったケアが間違っていなかったと思える時に、看取りの悲嘆も解消されることがわかっています。[16] これらのことは、第三章で紹介した事例（「患者の死を契機に出勤困難になった看護師の事例」）で、看護師Ｅが、「でき得る限りのことをした」と思うことで患者の死を受け止められるようになった、と述べたこととも一致します。このようにして、看護師は患者の回復を援助するという看護観を中心に持ちつつも、回復しない患者に対してもその死の過程に意味あるかかわりを行うことで、患者の死の悲嘆を受け入れているのです。

しかし一方で、「理想的な看取り」や死生観について、「望ましい死」[17] のイメージをマスメディアなどから受けると、そこから外れるものは異端として排除されるようになります。看護師にとって「望ましい死」とはおそら

* Quality of Life の略。人生の質や社会生活の質。

く、患者と医療者が、患者が生きるために出来得る限りのことをした結果の死であり、「理想的な看取り」とは、死にゆく過程においても意味あるかかわりを通じて患者のQOLを高められることなのでしょう。

また、看護師は看護学生に比べて、その看取り経験の積み重ねから、看取り場面でより「寿命感」を感じています。[18] 患者が最期まで闘病することや、看護師が満足できる看護を通して、患者の死は寿命として受け入れられます。そういった寿命としての死こそが、看護師自身の死生観に沿った死、あるいは「理想的な看取り」や「望ましい死」なのです。けれども、そうであればこそ、闘病半ばで自ら命を絶つ患者の自殺は、看護師の死生観を根幹から揺るがす体験となります。先の調査で紹介した、「こんなことが病院で起こるんだ」と治療の場で自ら死を選ぶ不条理さへの驚愕や、「どうかかわればよかったのかと自分を責めてしまう」という自責と相まって、患者の自殺は「治療に向かう患者の看護をする」という、看護師の看護観そのものを脅かすのです。

2　心理的支援の必要性

患者の自殺は看護師にとって、通常の看取りとは異なる体験であることは先に述べたとおりですが、「一番初めに発見していたら違った（影響があった）と思う」という発言にあるように、患者の自殺の中でもその現場に遭遇することは、さらに異なる意味をもっています。

他者の自殺に特に影響を受ける可能性のあるひととして、第一発見者や搬送者、自殺が起きたことに責任を感じているひとが挙げられています。[19] 先の筆者の調査においては、10名のうち3名が第一発見者であり、現場目撃者1名や現場対応者1名と合わせると、半数に上る5名が現場に遭遇していました。患者の治療の場であり生活の場にもなっている病棟に常駐し、患者の最も身近でケアを行う看護師は、院内で自殺事故が起こった際に、第一発見者や現場対応者となる確率が高いといえます。「自殺したということそのものより、その光景や姿の恐ろしさが目に焼きついている」と語った対象者がいましたが、現場に遭遇することは、死の悲惨さや異様さに直面する体験であり、強烈な心理的衝撃に圧倒されることになります。

しかし、医療現場では、このような危機的状況を経験した場合でも、自力でその悲劇を乗り越えることこそが真のプロフェッショナルであると考える風潮があります。[20]そのため、患者の自殺・事故等に対するスタッフの対応についても、「時間が解決する」「そっとしておく」といった消極的対応のみで、充分な対策がとられることはあまりありません。[21]

サポート認識の有無がＰＴＳＤ症状の発現にかかわるといわれていますが、[22]筆者の調査では、自殺に直面した看護師のうち９割近くが職場での支援が必要であると回答していました。それにもかかわらず、実際に支援があったと認識していた者はわずか57・３％でした。患者の自殺に遭遇した看護師がたどるプロセスとして、時間経過とともに精神的衝撃が緩和されていくものと、精神的衝撃が持続し、直面化を回避し続けるものとに大別できます。[23]精神的衝撃が緩和されてゆくためには、個別的なサポートや集団からの支援が必要です。また、事故への遭遇が起きた際には、ＰＴＳＤの発症を防ぐためにも、早い時期から心理的支援体制を整えておくことが重要です。看護師ひとりひとりのストレス・コーピングやレジリエンスに任せるのではなく、職場組織として心理的支援を行う必要があり、その支援のあり方をケースごとの特性を踏まえながら模索しなければなりません。

3　心理的支援における準備性

患者の自殺というような惨事に遭遇した際、看護チームのメンバーによる話し合いをもつことで、場を共有し、気持ちを分かち合えたことで心理的苦痛が軽減したという報告があります。[24]また、その際、カンファレンスなどの「場のもつ力を活かす」視点が重要だといわれています。[25]一般に、「事故に遭遇した職員に対してはできるだけ早期に介入することで、精神的なダメージを最小限にすることができる」[26]という認識があります。これは、ディブリーフィングの時期が遅くなればなるほど抑圧が働き、事実認識が変化する可能性があるという考えによるものです。そのため、危機介入の時期は発生後1～2週間が目安であるといわれています[27]。

早期介入の重要性が認識される中、事故から8ヶ月あるいは4年経過後に語りの機会を作ったという興味深い報告があります[24][28]。これらの報告からは、そのような長い時間経過を経ても、業務上の支障をもつ看護師がいたり語りを必要とする看護師がいることと、体験者の語りの準備がなされたときにポストベンションを行うことの重要性が示唆されます。筆者の調査でも、事件直後に病棟カンファレンスを受けたことに対し「早めにカンファレンスができて良かった。遅くても1週間以内がよい」と回答した対象者もいれば、「自分の考えがまとまっていなかったので、1ヶ月ぐらい経過してからのほうが良かった」と感じている対象者もいるなど、回答には個人差がありました。このようなことから、心理的支援における効果的な介入の時期は、早期といったように固定するのではなく、「語りの準備」という視点から支援対象者の状況に合わせて行うことが大切です。一概に感情表出を早期に促せばよいというものではなく、看護師がどのようなプロセスをたどるのかということに関心を寄せ、どのように対処しているかを丁寧に把握していく必要があります[23]。また、看護師が患者の死を受け入れ、時間をかけてたどる悲嘆のプロセスを共にすることも、心理的支援において不可欠です。介入の時期にこだわるのではなく、支援対象者の心のプロセスに寄り添える介入のあり方を検討することが大切だといえるでしょう。

また、ディブリーフィングの構成員について、同じ病棟のスタッフ同士では状況や感情が共有しやすい反面、同情や巻き込まれの危険性もあり、本来の看護チームがもっているケア能力を発揮できない危険性もあるといわれています[29]。個人と集団双方を視野に入れて考えれば、まずは、チーム全体の感情の流れを客観的に捉え、傷ついた個人を支えながら、チーム全体を中立的立場から支援していくことが重要だといえます。

筆者の調査では、「同じ経験をした仲間には気を遣って自分から（今どんな気持ちか）聞けない」とチーム全体の動揺を危惧するあまり事件に触れること自体をタブーだと感じる対象者や、「上司は報告する人であって話す人ではない」として、情緒的な揺らぎをひとりで抱える対象者がいました。一方で、筆者のような、外部性を保つ嘱託カウンセラーには「事実の報告ではなく、自分が考えていることを話せる」という意見もあり、組織の指示命令系統の外にいるが故に、機能する役割もあります。患者の自殺を経験した看護師の57・0％が「客観的で中立的な立場の人の支援」を望んでいるという報告もあることから[22]、病棟でのカンファレンスやディブリーフィングを、同じ傷つきを抱えるが故に強く影響し合う看護師のみで行うのではなく、集団の力動に影響されない職員相談担当者（嘱託のカウンセラーなど）を加えて行うことは、分かち合いの場を守る上で有効だといえます。臨床心理の世界には、スーパーヴィジョンやグループ・スーパーヴィジョンといった、抱えられながら今ここで起きていることに向き合う場があります。このような惨事への介入として、傷ついた個人への支援や病棟ミーティングなどの集団支援にこのスーパーヴィジョンの知を役立てられるかもしれません。

4　体験の「語り」を支える支援

患者の自殺が起きた場合に、医療スタッフにＰＴＳＤが起こり得るという情報を医療スタッフに提供することは重要です[30]。心理的衝撃を受けるような出来事に遭遇したとき、私たちの心身にどのような変化が起こるのかという予備知識を持ち、そのような変化が起きることは自然であると知っておくことで、自分自身に起きる心身の変化に過剰な不安や動揺を感じなくて済むからです。しかし、事故に遭遇した後は、心身に受けた衝撃のため、「逃避することしか考えられなかった。どうしてほしいとか考えることができなかった」対象者もいるように、心理教育に耳を傾ける余裕がなく、むしろ逆に傷つきを深める可能性もあります。そのような場合、院内職員相談室のセラピストなどが個別面接を通じて危機介入を行ったり、病棟などのグループカンファレンスのファシリテーターを引き受けたりしながら、惨事遭遇による心理的衝撃の緩和に努めることになるでしょう。

PTSDを防ぐためには注意深く話を聴くことが重要だといわれています。[30] 本調査において、ストレス・コーピングの方法として最も多かったのは、遭遇した事故について語ることでした。亡くなった患者について話せたときや、事故によって引き起こされた強い感情や続いている心身への影響について、周囲が耳を傾け、体験の共有に努めてくれることで、次第に衝撃はこころに治められていきます。患者の死の体験について語り、その体験を意味づけることで、看護師の死生観は再び生成されていきます。その体験の語りにしっかりと耳を傾けることで、衝撃の緩和とともに体験の意味づけを行うことが、心理的支援として重要です。

第Ⅲ部

ケアするひとへの心理的支援

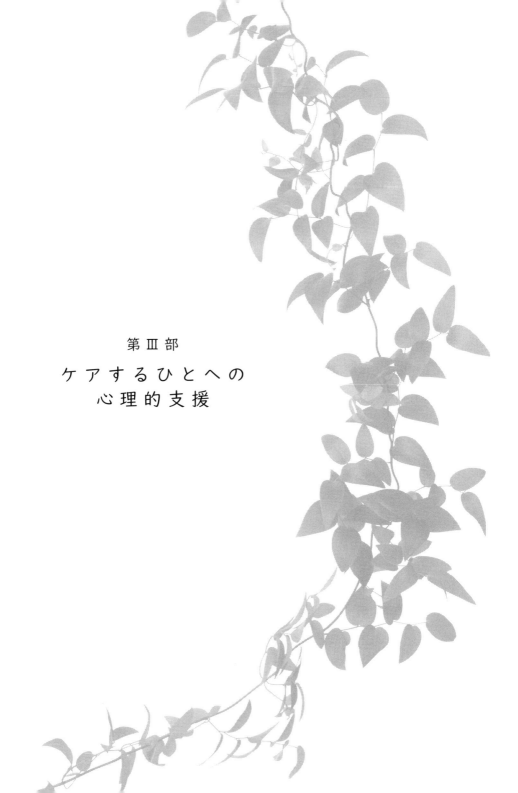

第六章　ケアするひとへの心理的支援の実践

第1節　病院内における職員支援の必要性

医療従事者のストレスやストレスによる心理的疲弊が増加する中、筆者はこれまで複数の医療施設にて医療従事者への心理的支援に携わってきました。多い時には延べにして年間およそ9百時間の心理療法を行っています。十数年前、初めてこうした依頼を受けた当時は、周辺の医療施設においても、病院内に職員専用の相談室を設けて心理的支援を実施しているという話は耳にしたことがなく、筆者やその施設にとっても初めての試みでした。近年になり、ようやく全国的にも医療従事者への心理的支援の必要性が注目され始めましたが、未だ職員支援専用の心理相談室を設けている施設は少なく、医療従事者への支援体制が充分に整っているとはいえません。

これまでも医療現場においては、体調不良を訴える職員に対して医師が患者診察の合間に診察することや、職員が勤務先の病院で治療を受けることはありました。それと同様に、現在では精神科等で患者への心理検査や心理療法を担当する心理職が、その職務の合間に同僚職員への心理的支援を行うこともあるようです。しかし、医師による身体的傷病への治療とは異なり、ともに患者の治療やケアに臨む仲間に対して治療的関係を保つことは難しいといえます。なぜなら、医師による身体的治療と比較して、心理療法ではよりプライバシーに踏み込んだ対話がなされるためです。こうした理由もあり、知人や同僚と治療関係をもつという多重関係はトラブルを招き易いといわれています。また、心理療法においては相手を受容する関係性そのものが治療的に働きますが、セラピストが同僚として協働する場面では、心理的支援の際の受容的態度から一転して、異なった主張や批判的意見を述べる場面もあるでしょう。それらの主張的態度と、治療場面での共感的態度という一貫性のなさが、時に非治療的になることもあり得ます。さらに、治療関係が終結した後も相談者とセラピストが、面接で語られた秘密を抱えたまま、同僚としての関係を保ち続けなければならないこともその難しさのひとつです。これらの問題から、「同僚」セラピストによる介入は腰の引けたかかわりになってしまう可能性が高いといえます。心理療法の構造における「場所」「料金」「時間」といった枠組みの重要性は周知のことですが、職員相談では特に「料金」や「時間」の枠がない（または緩い）ことが多いため、「治療者役割」としての心理的枠組みを意識することがより重要になるでしょう。このことを鑑みると、「同僚」セラピストによる心理的支援ではなく、職員相談のためのセラピストを配置することが本来は必要だといえます。

さて近年、医療従事者のための心理的支援のニードが高まりつつあることを背景に、実際の支援活動も報告され始めています[(1)(2)]。しかし、報告されている活動の多くは、患者の診察を行うことを本業とする医師らがメンタルケア・チームとして研修等のかかわりを行うものであったり、継続的相談というよりはリファー窓口としての相談室であることが多いようです。したがって、本章では、筆者が職員の心理的支援を担当する医療施設のひとつであるF病院における院内職員相談室設置から運営実践までを紹介し、その取り組みから得た、院内職員相談室運営の実践的課題について報告します。

第2節　院内職員相談室の設置と運営

1　院内職員相談室の設置

高度救命救急センターを備えたおよそ8百床規模のF病院には、職員相談室の設置当時、患者の心理検査等を行う心理職もいませんでした。そのため、心理療法やカウンセリングがどのようなもので、どういった支援が可能であるかを説明するところから始まり、人事担当者と筆者が院内職員相談室の設置運営方法について話し合いながら、手探りで立ち上げていきました。しかし今から考えると、組織が設置した既成の相談室に入ったのではなく、相談室のセラピストである筆者自身が組織と話し合いを重ねて相談室を立ち上げていったことで、より職員に利用しやすい相談室ができたと思われます。

相談室設置にあたっては、壁とドアで区切られた個室と、その中に置くソファーセットと時計、そして相談予約を受けるための電話の用意を依頼しました。いずれの医療施設でも同様だと思われますが、各診療科や部署は部屋の確保に苦労しています。ましてや、カーテンだけで仕切られた診察室も多い中で、完全な個室となるとさらに限られます。そのような状況にもかかわらずカウンセリングにおける守秘を保つために、患者が通行しない事務階に密閉性の高い個室を職員相談室として確保してくださいました。そのソファーセットと時計が置かれた部屋に、古いシーツをテーブルクロスにするなどの工夫を加え、職員相談室は完成しました。

相談室開室にあたりおよそ2千名に上る職員への周知は、必要な職員が持ち帰り易い場所に相談室案内を置いたり、職員新聞に毎月心理学コラムを掲載するなど、職員の目につくための取り組みをこつこつ継続しました。また、開室当時は看護部などを訪ね、その職務内容や職務的困難について話を聴く機会を持ちました。これは、自分の専門性と異なる職種への理解を深め、心理的支援に活かすために行ったものですが、結果的にはこの行為によって、心理職や職員相談といった馴染みのない存在への不安が軽減され、職員相談室の利用が促されたようでした。医師や看護師を初めとした異なる専門性に対して、自分の理解の内にとどまっていたならば、現在のような職員の積極的利用には繋がらなかったかもしれません。結局、院内職員相談室は週2日（1日8時間）開室されることとなり、開室の1ヶ月後には日に2～3名の来談者（以下、クライエントとする）が、自主的に、あるいは上司や先輩からの勧めによって来談するようになりました。その後は次第に定着し、平均1日5～6名が来談するようになりました。

2　院内職員相談室の運営

F病院では、職種の多様性だけでなく、勤務形態においても、契約社員・嘱託職員・パートタイム・時短勤務等多様です。しかし、職員は職種や雇用スタイルに関係なく相談室を利用できます。利用者に費用の負担はなく、利用制限回数等の制約もありません。また、衛生委員会等への利用記録および相談内容の報告義務もなければ、電子カルテ等への記録の必要もなく、クライエントの守秘は厳守されています。相談室の利用は、緊急の場合を除いては予約制とし、セラピストの勤務時間内に相談員が保持する院内PHSに直接連絡をして予約を取るシステムを採っています。これではセラピストの来談日以外には予約を入れられないという不便もありますが、他の職員が予約の電話に対応することでクライエントの守秘が脅かされないことを優先しました。相談は1回50分、相談室にて基本的に1対1で行われます。しかし、部下や後輩の指導方法について、あるいは部署内で起きた問

表 6-1　開室時間を 9：00 から 17：30 としたときの来談しやすい対象者

枠	面接時間	来室しやすい対象者
1	9：00~9：50	（休職者あるいはシフト休日者）
2	10：00~10：50	（休職者あるいはシフト休日者）
3	11：00~11：50	終業後の③「深夜勤帯」者
	11：50~13：00	（昼休憩と事務作業）
4	13：00~13：50	（休職者あるいはシフト休日者）
5	14：00~14：50	始業前の②「準夜勤帯」者 （休職者あるいはシフト休日者）
6	15：00~15：50	始業前の②「準夜勤帯」者
	15：50~16：30	（事務作業）
7	16：30~17：20	終業後の看護学生
	17：20~17：30	（事務作業）

表 6-2　開室時間を 11：00 から 19：30 としたときの来談しやすい対象者

枠	面接時間	来室しやすい対象者
1	11：00 ～ 11：50	終業後の③「深夜勤帯」者
	11：50 ～ 13：00	（昼休憩と事務作業）
2	13：00 ～ 13：50	（休職者あるいはシフト休日者）
3	14：00 ～ 14：50	始業前の②「準夜勤帯」者 （休職者あるいはシフト休日者）
4	15：00 ～ 15：50	始業前の②「準夜勤帯」者
	15：50 ～ 16：30	（事務作業）
5	16：30 ～ 17：20	終業後の看護学生
6	17：30 ～ 18：20	終業後の①「日勤帯」者 終業後の看護学生
7	18：30 ～ 19：20	終業後の①「日勤帯」者 終業後の看護学生
	19：20 ～ 19：30	（事務作業）

題についてのコンサルテーションでは複数の来談者（以下、コンサルティとする）を対象にすることもあります。

通常の心理面接と異なる点は、面接頻度や時間枠の固定の難しさです。医療従事者には交代制勤務者が多いため、同じ曜日の同じ時間帯に面接枠を固定して定期的な面接を実施することは困難です。加えて、セラピストである筆者も週2日の勤務であることから、およそ週1回（あるいは隔週1回）などのようにペースを定め、それを基準にクライエントのシフトを考慮しながら面接日を設定せざるを得ません。また、（緊急の危機介入などのような特別な場合を除いては）クライエントの職務時間外に面接を実施することから、各勤務帯者の来談のし易さを考慮した開室時間の工夫が重要だと思われます。たとえば、F病院では、職員の標準勤務帯は、①「日勤帯（9時～17時30分）」ですが、看護職など交代制勤務者の多くはこれに加え、②「準夜勤帯（17時～翌1時30分）」、③「深夜勤帯（1時～9時30分）」の3交代制を採っています。相談室設置の初年度、セラピストは他の交代制勤務でない職種（事務職、社会福祉士等）と同じく①の「日勤帯」の時間帯での勤務をしていましたが、これでは最も多い日勤帯勤務者の勤務時間外の来談が難しいことを実感しました（表6-1参照）。そこで、2年目以降は、11時～19時30分という、日勤帯より2時間後ろに遅らせた勤務時間で相談業務を行うよう変更しました（表6-2参照）。この時間帯であれば、（深夜勤者の実質的終業は10時30分頃になるため）11時から③「深夜勤帯」の勤務明け、あるいは宿直や当直明けの職員が終業後に来談しやすく、14時や15時からの枠は（準夜勤者の実質的始業は16時頃になるため）②「準夜勤帯」の職員が就業の前に来談しやすくなります。そして、16時30分からは併設の教育機関での授業を終えた学生が、17時30分および18時30分からは①「日勤帯」の勤務が終わった職員が来談できるようになりました。開室時間をずらしたことにより、③「深夜勤帯」勤務者の一枠や、②「準夜勤帯」勤務者の二枠は保ちながら、①「日勤帯」勤務者の面接時間枠がさらに二枠確保出来、より多くの面接枠が有効に活用されることになりました。

第3節　院内職員相談室の支援実践

1　カウンセリング業務

院内における職員を対象にした心理相談業務といっても、その枠組みは、費用を来談職員から徴収していないことを除けば、1回50分で相談室内にて行われることなど、一般のクリニックやカウンセリング・センター等で行われているものとほとんど変わりません。また、事業所内相談室であるからといって、職務内容や労働環境等、職務に直接関係する相談内容だけに限らず、職務への専念を困難にしている問題であれば広く対応しています。一般の心理療法においても、初回来談時の主訴が面接を重ねるうちに全く別の問題に焦点が移ることが珍しくないのと同様に、院内職員相談においても、初めは職務困難を訴えて来談したものの、面接で話すうち焦点が個人的体験や課題へと変わっていくことがよくあるためです。

また、個人的問題で疲弊している中、仕事上のトラブルが引き金になって精神的な問題が生じるケースなど、職務専念を困難にしている事由が職務によるものか、あるいは家庭や個人的問題によるものなのかを明確に分けられないケースも少なくありません。そのような理由から、事業所内における職員相談であるからといって、対象となる相談内容を限ることは難しいため、面接においては一般的な心理療法と同様の心理的支援を行っています。

2 コンサルティング業務

医療従事者専用の院内相談室には、問題を抱えたクライエント本人だけでなく、問題を抱えた部下をもつ上司や、指導が難しい後輩をもつ先輩職員、同僚のことを心配して訪れる職員などが、当該職員の状況理解や支援方法を求めて来談することが少なくありません。セラピスト自身がクライエントへの心理面接を行っている場合は、面接の中で語られたことなどへの守秘を護りながら、上司等のコンサルティにも対応しています。セラピストひとりによる個別相談だけでは何千人という職員規模の施設での精神衛生管理を実現するのは極めて困難であることから、筆者は職員同士が支援し合う「ラインケア・システム」を育てていくことが、大規模施設での職員サポートの鍵になると考えています。上司や同僚が、部下や仲間の理解や対応に苦慮して来談した際には、彼らが難しく感じていることや困っていることを丁寧に聴くだけでもラインによる支援が活性化されることがあります。しかし、必要であれば、勤務時間帯や職務内容に関する就業上の配慮や制限、指示の出し方等についてコンサルティと共に考え助言するようにしています。このような他職種への助言、すなわちコンサルテーションは、必ずしも面接でクライエントから聴いた話に触れなければできないものではありません。それは、心理臨床におけるスーパーヴィジョンで、スーパーヴァイザーがクライエントと直接話して得た情報をもとにしなくとも、スーパーヴァイジーに対して、クライエント理解やかかわりの指南ができることと同様です。したがって、クライエントの守秘を護りながらコンサルティへの助言指示をすることは充分可能であり、上司や同僚職員であるコンサルティの見立てや、実際のかかわりを確認しながら、共に理解を深め支援方法を模索しています。

また、うつなどの精神的症状により休職していた職員が復職する際には、職場復帰支援プログラムや職場復帰プランについても、所属長や組織へのコンサルテーションを行うことがあります。その際、いったんプログラムやプランが開始された後も、面談を通じてクライエントから治療状況や出勤後の状況について尋ね、上司等に業務遂行状況や本人の様子を確認しながら、再調整のための助言を行うようにしています。

3 心理教育業務

相談室にて個別の相談活動を行うと同時に、院内のさまざまな研修にて心理教育を行うことも心理的支援活動の一環です。繰り返しになりますが、数千人規模の職員数に対し、週2日の相談室開室日に、セラピストひとりで個別面接を行ったとしても、一年でかかわれる人数は限られています。同じクライエントが何度か来談する現状を考えれば、実際に相談室で個別面接を行える職員数はさらにほんの一握りです。このような中で、組織全体への心理的支援を考えるならば、研修など、集団を対象とした心理教育を利用することは重要です。また、研修などでセラピストを目にすることで、相談室を初めて利用する際の不安を軽減できるという効果も期待できます。さらには、セラピストが研修という「表」舞台でストレスやコミュニケーションなどの心理的話題について話すことで、「あそこは病んだ人たちが行く特別なところ」という組織の「影」になりやすい相談室を、特別ではない身近なものにするというねらいもあります。

筆者がF病院にてこれまで実施してきた心理教育は、全職員を対象としたものから、管理職研修、さまざまなキャリアの看護研修（看護学生の新入生研修、看護学生の卒業前研修、新入社員〈全職種〉を対象にした研修や、新人看護師・2年目看護師・プリセプター看護師・指導者看護師など）、緩和ケア勉強会など多岐に渡っており、なかには例年定期的に行っている研修もあります。受講者それぞれのポジションや役割、ライフステージ別に、医療現場で働くことによる心理的影響やストレス・マネジメントについて、セルフケア、ラインケア双方の視点から考える機会を設けています。さらに、ストレスのセルフチェックやリラックス法などの実践を取り入れた研修会も行っています。

また、別の角度からの心理教育的アプローチとして、月1回発行される職員新聞に、こころの健康をテーマとしたコラムを毎月連載することで、職員それぞれが自分のこころに向き合う機会を作り、こころの問題に関心が持てるよう図っています。加えて、年に1～2回は、同新聞上にストレスのセルフチェック・コーナーを設けることで、自分自身の精神衛生について定期的に確認する機会を作っています。

4 集団を対象にした危機介入の事例

医療現場では、細心の注意を払っていても思わぬインシデントが発生したり、逆に患者から思わぬ暴力や暴言を受けるなど、職員が事故や事件によって深い傷つきを覚えることがあります。また、F病院では職員が災害支援等に赴く場合もあり、現地での二次受傷や、支援から戻ってからの不調を訴える者も少なくありません。さらには、院内における事故や不測の事態が起きることもあり、このような出来事が起きると、病棟では師長も含めた多くのスタッフが心理的危機に陥ります。これらのさまざまな危機場面において、職員の心理的支援を担当するセラピストは、個人への心理的支援に加え、病棟等の看護単位全体への危機介入を依頼されることもあります。

ここに、自験例から危機介入実践について紹介します。なお、本事例はかかわりの概要と一部を取り上げたものであり、個人や当該病棟の特定を避けるため、事例の本質は変えない程度に変更を加えてあります。

【同僚の自殺に対する危機介入】

若手看護師G（男性、2年目）がひとり暮らしの部屋で自殺を図った。Gが自殺する2日前、GのミスをGの先輩看護師Hが指導しており、自殺前日、Gは体調不良を訴えて欠勤していた。事件当日は無断欠勤であったため、非番のスタッフIがGの様子を家まで見に行くこととなり、その際、Iは第一発見者となった。本件の3日後、Thは病棟師長より事件の報告と病棟スタッフたちへの対応に関する相談を受けた。師長は、「特にIのショックが大きいように思われるため、Iを来談させたい」と言った。Iも来談を希望しているということで、Thは、Iの話を個別面接で聴くことになった。またThは、師長による状況説明から、Hの様子が気になり尋ねたところ、Hも自分の指導に行き過ぎがあったのではないかと気にしているとのことであった。そのため、Thの提案で、Hにも師長から来談の希望を尋ねてもらうことにした。それから、Gと特に親しかった同僚について師長に確認したところ、Gと同期であったJとKの名前が挙がったため、JとKの様子についても留意して頂き、必要があれば来談を勧めていただくよう伝えた。結局、個別面接には、発見者のIと先輩看護師のHが来談することになった。面接では、事件へのかかわりの違いや捉え方の違いなどによる複雑な思いがそれぞれ語られ、同じ出来事であってもひとりひとりの心理的体験は異なっていることが伺えた。Ｈ・Ｉに対しては、個別の面談を継続的に行っていくことになった。

後日、師長より「病棟スタッフの意見で今回の出来事についてのカンファレンスを実施しようということになったが、このようなカンファレンスは初めてなのでThにも同席してほしい。またどのように行うか一緒に考えてほしい」との依頼があった。そこで、師長と話し合った結果、カンファレンスへの参加は任意とし、特にＨ・Ｉには無理して参加する必要がない旨を丁寧に伝えてもらうことにした。Ｈ・Ｉとの個別カウンセリングで、「みんなも傷ついていると思うが、私の状況との間に温度差があって、それが逆に反感や孤独感になって感じられる」ということが語られていたためである。同様に、同期のＪとＫや日頃Ｇとのかかわりが深かったスタッフ、事件の前日や当日の勤務帯が一緒だったスタッフ等は、そうでないスタッフに比べてショックが大きいことが予想されたため、カンファレンスはＧとのかかわりの深さによってふたつのグループに分けて実施することにした。

実施場所は、カンファレンスで生じたこころの揺れを日常の業務に持ち込んでしまうことを避ける目的で、病棟から離れた会議室にて、日勤帯の終業後に1時間半程度行うことにした。1グループあたり10名前後の参加者があり、Thと師長はいずれのグループにも参加した。Ｇとかかわりの浅かったグループでは、Ｇの生前の様子についていつもと違うと感じていたところなどを発言する者が多く、どうすれば事前にＧの様子に気づき自殺を防ぐことができたのかという点を中心に話し合いがもたれた。一方、かかわりの深かったグループでは、カンファレンスで発言する者は少なく、それぞれがＧへの思いを持ち寄り集まった慰霊祭のようなカンファレンスになった。それぞれのグループで一週間空けて3回ずつ行い、さらに話したい思いがある人は相談室で個別に話していこうということになった。

Ｇの自殺前に指導を行った先輩看護師Ｈとの個別面接では、Ｇの死が一度の叱責で突然起きたものではないだろうというThの見解をＨに伝え、それについて話し合い、Ｈ自身も「ひとはそんなに簡単に死を選択しない」という考えとともに「気づかなかったがＧも悩みを抱えていたのかもしれない」という結論に達した。

第一発見者であるＩに対する個別面接では、来談当初は発見時のショックとその情景の恐ろしさについて語られることが多かったが、面接の経過とともにフラッシュバックを起こすことも減少し、Gが良い同僚であったことを懐古できるまでに回復した。

グループ・カンファレンスや個別面接を通じて、スタッフそれぞれが個別の自責感をもっているように感じられた。それは、本件発生後すぐに相談を持ち込んだ師長にとっても同様だと思われた。そのためThは、後日、師長とも話す機会を設け、このような出来事があると一般的に「あれが悪かったのではないか」と原因探索を繰り返したり、「もっとこうすれば良かった」という自責感や、「何もしてあげられなかった」という無力感を感じやすい心理状態になったりすること、そしてそれは師長であっても同様であることを伝えた。その上で、それが苛立ちという形で表出する者もいれば、職務への専心ができなくなる者、体調不良を起こす者など、症状の現れ方はスタッフごとに異なるため、セルフケアとともにラインによるケアも重要であると伝えた。そして、しばらくはスタッフ個別のパーソナリティの把握とともに様子の変化にも注意を向けてほしいが、気になるスタッフがいれば、いつでもThに連絡してもらえるよう伝えた。

5 「場」のアセスメント

本事例では、同僚の自殺という衝撃的な出来事に対し、病棟全体が揺らぎながらも、Gや事件との関連の深さによってひとりひとりが体験している危機が異なっていました。事件の衝撃から生活や業務遂行が困難になっている者への支援は急務でしたが、スタッフ間の温度差によって体験の共有が困難になり、互いに支え合うことができないまま病棟自体も危機に揺らいでいました。そんな中で行われたカンファレンスは、業務が円滑にいかなくなった個人および集団双方への危機介入でもありました。師長までもが事件の影響を受ける当事者であるなかで、当該病棟に対して唯一第三者的立場である筆者は、場の中に片足を置きつつも、もう片足は集団力動に巻き込まれないところに置いてカンファレンスに臨むことを心がけました。

集団が体験を共有し支え合うためのカンファレンスは重要ですが、今回のように、集団の母数が30〜40人に上る場合は特に、事件や当該者との距離によって心理的温度差があることに留意する必要があると思われます。影響が小さい者にとっては影響の大きい者を気遣うあまり発言しづらく、衝撃の大きかった者にとっては周囲との温度差自体が傷つきになり得るためです。また、互いの意見を発言し合える最適人数を考えても今回はいくつかのグループに分ける必要がありました。そのため、集団を事件による心理的衝撃の強弱をもとに分けました。そして、さらに深い傷つきを体験していると思われる者に対しては、個別に話を聴くようにしました。

カンファレンスの回数や頻度についてはさまざまな考え方があると思われますが、数回で集団から個人という枠に変更したのは、実際に筆者がカンファレンスに参加している中で、このような事件に対するこころの治め方には個人差が大きいという印象を受けたためです。この種の事件は非常にデリケートな問題だと思われるため、温度差の違う者同士がいつまでも同じ集団で分かち合おうとするよりは、各自の体験として治めていくほうが傷つきを深めないと判断しました。

一般に、病院内で起きた惨事に対する職員への危機介入としては、出来事に関する情報を確認した上で、誰がどのような（あるいは、どれくらいの）心理的危機状況に陥っているかという個別的な危機状況へのアセスメントと、当該看護単位や組織全体がどのような状況に陥っているかという集団的な危機状況へのアセスメントを並行して行う必要があります。アセスメントの結果、個人間の心理的危機状況の差が大きい、あるいは個人と集団の危機状況の差が大きいようであれば、状況に合わせた支援を分けて行うことが重要だと思われます。状況に合わせた支援を行うためには、支援が個別であるか集団であるかだけでなく、集団ならばどのようなメンバー（構成員、人数等）で行うか、適切な介入時期はいつか、どの頻度でどの場所で行うかといった支援方法についても計画を立てる必要があります。また、支援内容についても、悲嘆の語りに耳を傾けるとともに、集団内の関係性や雰囲気の把握に努めたり、必要に応じて、ＰＴＳＤ等に関する心理教育を行うことも重要でしょう。心理教育においては、惨事経験後の心理について、自責感や無力感に苛まれたり、時に怒りなどの強い感情を感じ得ること、睡眠障害や食欲不振等の身体的不調を起こし得ることを伝えます。そして、このような反応は惨事遭遇後には自然な反応であるということを教育することも大切です。

これらは一般的な集団への危機介入と共通する部分も多いですが、病院職員は特に日頃からのチームワークが強いため、惨事等の発生時には、そのチームワークの強さが共振の深化に繋がりやすいと思われます。さらに、集団がさまざまな職種や立場のスタッフによって構成されていることから、集団内における惨事への捉え方に相違が起こりやすく、それが集団の人間関係等を悪化させる可能性もあります。したがって、院内における危機介入では、集団へのケアという視点を常に意識し、集団内の力動に注意を払いつつ慎重な介入を行うことが求められるといえるでしょう。そのためには、先述したように、セラピスト自身が場の中に入り「場のストーリー」[3]を読む支援が必要です。

第４節　院内職員相談室での心理的支援の特徴と課題

従業員数が１０００～４９９９人規模の事業所のうち、過去1年間におけるメンタルヘルス不調により連続１ヶ月以上休職又は退職した労働者がいる事業所の割合は92・2％といわれています[4]。急性期病院のみならずいずれの事業所においても労働者の心理的疲弊は解決すべき課題のひとつですが、その心理的疲弊のありようは、職務内容や職場環境によって異なり、その違いに伴って最適な心理的支援も異なります。

急性期病院における医療従事者の心理的疲弊としては、交代制勤務も含め体力的に激務であるということや、ひとと接する仕事に共通するストレス、人の生死にかかわることによる心理的負荷などがあります。また、感染などの危険と常に背中合わせであることや、多職種チーム医療における人間関係の難しさ、急性期であることで求められる高度な知識と技術の習得なども心理的疲弊を引き起こす一因となっています。相談室で語られる苦悩や傷つきのエピソードは、処置や患者の状況に関連するものも多く、それらが時に専門用語と共に語られます。したがって、医療従事者のための院内職員相談においては、医療従事者の職務内容や労働環境についての理解をもとにした状況把握が必要になります。

さらに、「医療者アイデンティティ」という言葉があるように、医療従事者は患者を助ける側には立てても、支援を受ける側に立つことには抵抗を示すひとや、心理的疲弊に陥ることは「弱さ」ゆえだと思い込んでいるひとも少なくありません。また実際に、ひとの命を扱う職業であることから、医療従事者のメンタルヘルス不調に関しては世間の目も厳しい現実があります。したがって、院内において医療従事者が相談室を訪れるには相当の勇気がいることを理解し、来談を患者や組織内の人間に知られるという不安を取り除く努力をしなければなりません。そのため、相談室は患者が出入りする棟や管理者の目につく可能性のある場所を避けて設置する配慮が不可欠であり、相談室前で同僚に会った場合は相談室前を素通りできるよう、建物の一番奥ではない場所であればより望ましいと思われます。守秘が厳守されるよう情報管理の徹底は重要であり、組織や衛生委員会などに対しても来談者情報の管理は相談室担当者に任せて頂けるよう、組織内での理解や信頼を得ることに担当者は力を注がねばなりません。

一般企業では産業医や保健師が職員の体調管理をすることになっていますが、不思議なことに、病院には多くの医師や看護師がいるにもかかわらず、不調を起こす職員自身も医療従事者や看護師であるためか、医務室や産業医・保健師によるサポートが有効利用されていないことが珍しくありません。そのため、職員相談室が心理的問題に対する医務室のような役割を担うことが多く、相談室のセラピストは来談者の状況を見極めるプライマリーな対応を求められます。また、精神科受診の敷居の高さに対して、「職員相談室になら来談できる」「（心配な部下や同僚に）来談を勧められる」という職員が多いことから、職員相談室がゲートキーパーになることもあります。このようなことから、医療機関において職員相談室を担当するセラピストは、来談した職員のアセスメントを的確に行い、必要に応じて各種機関へのリファー等も含めた適切な判断と対応を求められます。さらに、病院によっては既に、電子カルテによって院内のどこからでも受診者情報が閲覧できるようになっていることから、職員は院内精神科への受診を避けて院外精神科への通院を選択する傾向があるために、院内職員相談室のセラピストは院外の主治医たちと連携を取りながら面接を行うことも少なくありません。

院内職員相談室において、その利用に応じて職員本人から料金を徴収するシステムを採っている施設もあるようですが[5]、料金の徴収システムのあり方によっては、相談室利用者の組織への報告が必要になる可能性があることから、来談の秘密を守るという点を優先し、利用職員からの面接費用は徴収していません。しかし、心理療法の枠組みは、「場所」「時間」に加え「料金」とともに作られることも事実であり、本人による「料金」の支払いがないことで治療の枠組みが緩む可能性があること、そのことによる弊害も職員相談室のセラピストは理解しておく必要があります。

第5節　「場」の中で支援するということ

医療従事者の葛藤や疲弊は、その職種の職務内容や文化的背景と密接にかかわっています。職員相談室で語られる問題も、職務と密接に結びついたものが多く、その仕事への理解が訴えを理解する上で不可欠です。職場内で支援を行う上で重要なこととして、「場のストーリー」を読み解くことがありますが、それを行うためには、職員相談室のセラピストは現場の人的ネットワークに入る必要があります。(3) そうすることによって一見、職員個人が抱えているように見えた問題が、個人を取り巻く人間関係と強い関連があったり、組織そのものが抱えている問題であることに気づく場合もあります。また、個人的問題のように見える事象が、実はケアそのものの性質によるものであることさえあります。したがって、ケアするひとの心理的疲弊を理解し支援するためには、場の中からその職務を見つめ、ケアが本来どのような文化的背景をもって行われてきた行為なのか、ケアをすることがどのような意味をもち、どのような葛藤を引き起こし得るかについて知る必要があります。場に入るということは、事業所内に相談室をもつという利便性だけでなく、それぞれの専門性や職業文化を間近に理解できるという重要な意義があります。近年では、企業が外部団体と契約して職員のこころの健康を支援するＥＡＰ*システムの導入が増加していますが、医療現場独特の文化や葛藤が存在することから、場の中に入って行う支援の意義は大きいといえます。

* Employee Assistance Program（従業員支援プログラム）の略。

第七章　ケアによる心理的疲弊への支援

第１節　ケアの本質による心理的疲弊

１　ケアによる実存感と心理的疲弊

現代社会において、職業選択には、生計の維持のほかに、自分の個性を発揮したり社会的役割を実現することによって、自己の社会的存在意義を確認するという側面があります。かつて、病のために就業できないことを「居場所がない」と嘆いた青年クライエントがいました。職業は単に生計の維持のためだけに持つのではありません。社会における「居場所」、あるいはこころの「居場所」と呼ばれるほど、自己存在そのものに密接にかかわるものです。現代社会において、職業選択には、自分の個性を発揮したり社会的役割を果たすことによって、自己の社会的存在意義を確認する側面があります。

しかし、その仕事が実存感と結びつくありようは職業によって異なります。芸術家のように特別な感性をもって職業とするひとは、その感性に自己存在意義を感じるかもしれませんし、外科医やエンジニアのように知識と技術をもって職業とするひとは、その専門的知識や技術力の高さに実存感を見出すかもしれません。また、主婦であれば家族の健康や子どもの成長の中に実存の喜びを噛みしめるでしょう。そして、看護のようにケアを主な業務とするひとは、自ら施したケアによって他者の苦痛が軽減された時に、実存感を感じ、やりがいを覚えることが多いといえます。

しかし、これまで紹介した筆者の臨床実践からも明確なように、ケアという仕事はケアするひとに実存感だけでなく、心理的疲弊をもたらすことがあります。院内職員相談という筆者の臨床実践においても、ケアによって疲弊した看護師の来談は少なくありません。それでは、実存感に繋がるケアと、ケアするひとを疲弊させるケアでは何が異なっているのでしょうか。

本節では、ケアするひとに心理的疲弊を引き起こす状況とその疲弊に対する心理的支援について検討するため、筆者の自験例より3事例を提示します。また、これらの心理的疲弊に対する心理的支援についても考えます。

なお、本節で提示する事例は全てプライバシー保護の観点から、ケースのエッセンスを短く掲載するものです。また、匿名性を守るため、事例の本質を損なわない程度に変更を加えてあります。

2　ケアの意味を問うこと

(1) 回復しない患者に疲弊した看護師の事例

L(20代、女性)は外科系病棟で働く3年目の看護師である。細身で飾り気がなく、うつむき加減のその顔には疲れが滲んでいた。Lの病棟では、今年に入って立て続けに何人かの退職者や産休者が出たために人員が減り、残ったスタッフはそのフォローのために走り回っていた。そのため、退社は毎日のように20時を過ぎ、夜勤頻度も増え、Lは「毎日くたくた」だと話した。

ある日、Lは勤務をなるべく早く切り上げて自宅に戻り、その日の深夜から再び始まる夜勤に備えて仮眠を取りたいと思っていた。しかし、患者が夕方に急変したことで先輩から「残って手伝って」と言われて残業することになった。そのため、結局、仮眠を取ることもできないまま夜勤に入らざるを得なかったという。疲れが限界にきていた矢先、別の先輩から「最近のＬからは以前のようなやる気を感じられない」と叱責され、Ｌは「何かがプツンと切れてしまった。「もう疲れてしまって……。自分は一体何しているんだろうと思うと、もう仕事に来るのが嫌になった」と言った。

その後、面接を重ねるうちに、Ｌは次のようなことを語った。「最近は患者さんも高齢化が進んでいて、平均寿命に近い年齢の方でも大きな手術を受けることは珍しくありません。手術することで確かに疾病自体は治療されるんですけどね……でも、その病気で亡くなることは免れるものの、ほとんどの人は体力的に元通りの生活はできなくなるんです。場合によっては寝たきりになることもあります。それに……元通り身体機能や生活が回復しないことで、結局家族は退院後のお世話を自宅でできなくなってしまって、自宅ではなく別の、いわゆる老人病院みたいなところへ転院していく人が多いんです。あの患者さんたちは寝たきりのまま病院でずっと寿命が終わるのを待つのかな……って思うと、なんか私、看護してるけど意味あるのかな……って思えてきて。自分は一体何してるんだろうと思うことがあります」とその苦しみを吐露した。

「自分は一体何してるんだろうと思う」という言葉が以前、激務の中で叱責を受けた時にも語られていたことをThは思い出し、〈自分の生活もままならないほど一生懸命看護をしているにもかかわらず、患者さんやその家族が幸せになっていないのではないかと思うことで、『自分は一体何してるんだろう』という思いがするのでしょうか〉と尋ねた。すると、Ｌは、「そうです。（高齢の患者は自分たちが行っている医療のために）逆に苦しんでいるんじゃないかって思うと、こんなに朝から晩までやってることに何の意味があるんだろうと虚しくなります」と答え、「こんな大変な思いで看護していても、患者さんが元気に退院してくれたり喜んでくれたりしたら報われるところもあると思うんですけど」と付け加えた。

そうしてその報われなさについて話すうち、Ｌは「……あの患者さんや患者さんの家族は、手術をせず諦めるのは嫌だったのかなぁ。手術に賭けてみたいと思ったのかなぁ」とつぶやいた。そして、「……まぁ、元気になる人もいないわけではないですからね」と続けた。〈そうなんですか、元気になる人もいるんですね〉とThが尋ね返すと、「少ないですが。……あぁ、私から見ると高齢なのだし、残された時間を穏やかに過ごすのが良いと思いましたが、本人や家族にとってはそうではなくて、まだまだ可能性に賭けたかったのかもしれませんね」と答え、「その本人や家族の思いをお手伝いできただけでも意味はあったのでしょう。そう考えると、私たち看護師の仕事は結果のためだけにしているのではないのかもしれませんね」と言った。

その後の面接でも、これまでLが看護をしてきた患者たちについて語られた。そして、看取りを行った患者について回想する中でLは、「こうして思い起こすと、私もたくさんの患者さんを看取ってきました。でも、看護師としてやれるだけのことはやってきたように思います。自分がやれるだけのことをやっても亡くなっていく患者さんのことは、看護師としてちゃんと見送るしかないのかなって思えてきました。それは、回復できずに施設などに移ってゆく患者さんに対しても同じことなのでしょう」と言った。その対話の後まもなくして、Lは「たとえ治らなくても、自分のやっていることには意味があるのだと思えるようになりました。そう思うと、激務による疲れも報われるような気がしました。これからはちゃんとやっていけると思います」と述べ、面接も終結となった。

(2) 患者の回復と有意味感

一般に、看護という仕事は心身ともに激務であり、特に、急性期病院における看護では、毎日膨大な業務量や交代制勤務など、看護師が受ける身体的負担は大きいといえます。それに加えて、処置の困難さや、チームプレイという職務的性質、患者の命にかかわる緊張感のために、先輩や上司から日常的に厳しい指導を受けます。実際、筆者が勤務する急性期病院の看護師は、日勤帯勤務者であれば、始業が9時であるにもかかわらず、そのほとんどが8時には出勤して電子カルテから患者の情報を取り、その後病棟を一日中走り回っても病院を出るのはたいてい19時を回っています。「昨日は22時まで(仕事が)かかった」というひとも珍しくありません。

そのような激務にもかかわらず、心理的疲弊に陥ることなく仕事を続けるひともいます。それは、仕事と私生活を切り替えて気分転換ができる力や、家族や友人に精神的に支えられていることにもよると思われますが、自分が行うケアやそれによる心身の疲弊が何かや誰かの役に立てているという有意味感を感じられることによるところが大きいでしょう。

しかしながら、この有意味感が得づらい状況であったり喪失したりしている場合、看護師が心理的疲弊に陥ることも少なくありません。献身的にケアを続けたにもかかわらず「患者を回復させられた」「安楽にできた」という結果を得られないとき、先の事例のLのように、その献身の意味を見失い虚無感に苛まれてしまうのです。

Lも来談当初は、仕事の忙しさやそれがもたらす肉体的疲労感について語り、身を粉にして働いているにもかかわらず自分の努力が先輩看護師に伝わっていないことに憤っていました。しかし面接を続ける中でLを真に疲弊させたものは、「こんな大変な思いで働いていても」患者が回復して幸せになるとは限らない現実であることが明らかになっていきました。その現実を前に、Lは「何の意味があるんだろうと虚しく」なったと思われました。

疲労も誰かの役に立てたと感じられれば報われますが、激務に耐えた結果として、患者を寝たきりに陥らせてしまったと感じたり、患者を施設に送ることに繋がったと感じたりすれば、その献身の意味を見失いそうになるのも無理はありません。Lのような献身的看護を行う看護師が、日々の激務に耐えるために、患者の回復という現実的結果の中にある有意味感にすがろうとすることは充分に理解できます。このように考えると、私たちは意識的にせよ無意識的にせよ、常に自分自身の行動や仕事、人生に意味を求めているといえます。

フランクルは、「人間の生活に意味と内容を与えるはずの活動が生計と結びつくか否かは重要ではなく、この活動が……（中略）……ある物またはある人のために生きているという感情を目覚めさせるかどうかの問題だけが大切であり、決定的でもある」と述べています。[1] そして、どれほど負担過剰な苦難でも、有意味的であるならば人間はそれを乗り越えることができるとして、これを「意味への意思（will to meaning）」と呼びました。また逆に、自分自身の人生や行動に意味を喪失した場合に起きる無意味感や内的虚無感を「実存的空虚（existential vacuum）」と名づけ、人間を最も深く支配しているのは「意味への意志」であり、意味を見出すことができればいかなる苦悩にも耐えうるが、それが充足されない限り「実存的空虚感」を免れることはできないと説きました。

ケアの意味を見出すことができればケアするひとの実存感は支えられますが、意味が見失われてしまえば、空虚さが残ります。ケアがケアするひとに実存感をもたらすためには、ケアという行為の中に、意味を見出す必要があるのです。しかしながら、医療現場においては完治する患者ばかりではないため、患者の回復だけを目指していてはケアに意味を見出すことは難しいといえます。回復しない患者のケアに対しても意味を見出せることが、心理的疲弊に陥らないためには重要なのです。

Lは、患者の現実的状況や回復にのみケアの意味を見出そうとしたことに、心理的疲弊に陥った原因がありました。ケアの意味が患者の回復のみにあるのではないことは、ターミナル・ケアなどにおいて回復が見込めない患者に対しても献身的ケアが続けられていることからも明らかです。「息を引き取るまで、看護だけはできるのだ」[2]という中井の言葉にもあるように、回復しない患者に対してもその命の最期までＱＯＬを保ち、彼らの自己実現を支えることがケアの果たす重要な役割のひとつです。

メイヤロフは、ケアにおいては結果よりも過程を重要視するべきであると述べていますが[3]、たとえケアの結果が身体における傷病の回復や社会的状況の改善に繋がらなくとも、患者の自己実現のプロセスを支援したことにケアの意味はあります。面接の中でLが気づいたように、回復に賭けたいと願う患者や患者家族の意志に寄り添い、同じ目標に向かって支援すること自体がすでにケアなのです。その結果として望み通りの回復に至ったか否かという点ではなく、患者の自己実現の過程に寄り添えたかどうかということにケアの意味を問う必要があります。そのことを忘れ、ケアの意味を現実的回復にのみ見出そうとすれば、回復しない患者のケアを行う度にケアの意味を見失うこととなり、ケアは、単に身体的負荷の大きい労働体験となります。このようなことから、自らが行うケアの意味に向き合うことは、より良いケアを提供するためだけでなく、ケアするひとが心理的疲弊に陥らないためにも重要です。

引き続き、ケアによる実存感を得られないことで心理的疲弊に至った看護師の事例を提示し、それをもとにケアするひとの実存感に影響を与える心理的要因について検討を続けます。

3　ケアを実感すること

(1) 患者の反応を感じられずに苦悩する看護師の事例

M(20代、女性)は、体育会系をイメージさせるはつらつとした2年目の看護師である。院内の職員相談室には自発的に来談した。Mは、認知障害のある患者T(男性、60代)へのかかわりについて悩んでいた。Mによると、Tは事故による頚椎損傷によって入院してきたが、認知障害が現れたためか数十分毎にナースコールを押し、また、業務の手を止めて駆けつけても言葉が聞き取りづらいため、病棟の看護師たちは対応に苦慮していた。Mも「忙しいときにTさんに呼び止められると、内心イライラすることがありました。どうしたのかと尋ねても、Tさんが何をして欲しいのかよくわからないから」と話した。しかし、一方でMは、「確かにTさんにはイライラしているんですけれど、行ってあげると嬉しそうにするんです。それに、身体を拭いてあげたりお茶を飲ませてあげたりすると、喜んでいるようです。だから私もしょうがないなぁって感じで。それに〈Tさんはあんな状態になってとてもしんどいはずだ〉と思うと、忙しくてもいろいろやってあげる気になるんです」と語った。

ところが、Mが夏季休暇のあと病院に戻ってくると、Tの症状は悪化しており、ほとんどの時間を眠った状態で過ごすようになっていた。無精ひげの間からは乾いた唇が半開きになっており、髪には癖がついたまま、時折開く目には何の感情も映し出されない。その変わり果てた姿にMは「なんだか悲しくなりました」と言った。そして、「（Tさんは）意識レベルが下がっているし、もう何かをして欲しいと言ってこなくなりました」と寂しそうにうなだれた。

そんなある日、Tの姿を見かねたMは、温かいタオルでTの手を拭いたり、伸びた爪を切ってあげた。しかし、以前のようには反応を返してこないTに、「Tさんは何にも言わないし、何をしても嬉しそうにしないし、文句も言わなかった。これでいいのか、どうして欲しいのかよく分からないんです」と言った。Mは「なんだか自信がなくなって疲れてきました。患者さんから《ありがとう》って言われたり、うれしそうな反応がみられるとこれでいいんだって思えて救われるんですが、何の反応もないとこれでいいのかと自信がなくなってしまう……」とため息をついた。

ThはMになぜTの手を拭いて、爪もきれいに切ってあげたのかと尋ねた。そうすると、Mは「Tさんは長くお風呂にも入ってないし、爪も伸びてきて……。気持ち悪そうで気の毒だったからです」と答えた。〈……そうしてあげてどんな気持ちになりましたか〉と再び問うと、Mは「あ、はい。……すっきりしました」と言った。〈Tさんもきれいにしてもらえたし、Tさんがきれいになったのを見てMさんもすっきりしたのですね〉。そう言うと、Mは一瞬意外そうな顔をした。

しかし、その翌回の面接でMは、「先週Tさんの話をしたあと、何だか気持ちが落ち着きました。Tさんをケアしてあげると、私自身も心地よいのだと気づきました。（Tさんから反応がなくても）Tさんがすっきりできてよかったな、って思っている自分がいるのです。これでいいのかもしれません。大切にしてあげることもケアなんですね」と言い、「反応が返ってこなくても、Tさんのこと、最期までちゃんとケアしていこうと思います」と話した。

（2）患者の反応とケアの実感

中井は、「医学は特殊技能であるが、看護、看病、《看取り》は人間の普遍的体験」であり、看護は「誤って井戸に落ちる小児をみればわれわれの心の中に咄嗟に動く」ものと同質の「惻隠《そくいん》の情《じょう》」によるものであると述べています。(4) この「惻隠の情」は、人間愛や隣人愛という、より馴染みある言葉で言い換えることも可能でしょう。先の事例でも、行ってあげると嬉しそうにするTや、うまく身体が動かず意思疎通が難しくなったTを「あんな状態になってとてもしんどいはず」だと気の毒に思う気持ちが、忙しさの中でさえもMをTの元に向かわせていました。また、意識が低下したTに対して行った清潔ケア*も、「もう何かをして欲しいと言って」こられなくなったTに対し、「気持ち悪そう」とその不快を察して行った、まさに惻隠の情による行動だったといえます。

この惻隠の情から行われた献身的ケアによって相手が救われる時、私たちは自らの中にも満足感が広がるのを感じます。そして実際に救われているのは相手であるにもかかわらず、救った自分のこころもまた救われています。ケアとは、ケアするひとの内にある意識的・無意識的な苦しみが相手の病の苦しみと重なってともに安楽へと解き放たれる体験であり、ケアを通じて両者はその経験と人生の物語を分かち合っています。(5)

そして、ケアするひとは、相手が救われて良かったという安堵と同時に、相手を救えたことによる喜びを噛みしめます。ケアによる患者の苦痛緩和は、同時に、ケアするひとにも承認感や肯定感をもたらすといわれています。(6) Mも、「患者さんから《ありがとう》って言われたり、嬉しそうな反応が感じ取れると救われる」と語っていました。患者からの感謝の言葉や安楽の反応が、看護師に自己承認感や肯定感をもたらし、他者を安楽にし得たことによる実存感へと繋がるのです。

しかし何らかの事情により、相手から反応が返ってこなければ、Mのように、ケアが実感できなくなる看護師は珍しくありません。そして、相手を救えたという実感を得られないことで、ケアによる実存感を感じることもまた難しくなります。実際に、患者の反応がわかりづらいNICU**や、反応が返ってこない患者が多い脳外科等

* 清拭(身体を拭くこと)、洗髪、足浴、陰部洗浄、入浴等の身体の清潔を保つためのケア。
** Neonatal Intersive Care Unit の略。新生児集中治療室のこと。

の病棟を苦手とする看護師は数えきれないほどいます。MもTの意識低下後は、ケアをしながらも以前には感じなかった心理的疲弊を感じていました。それは、どれだけ献身的にケアを重ねても、相手を安楽にできている実感を得られないことによる疲弊だといえます。なぜ、ケアするひとにとって患者からの反応はこれほどまでに重要なのでしょうか。

医療補助業務はそのの行為のひとつひとつが保険点数の対象となっており、コスト発生が明確であるという点でも、まさに仕事だといえます。しかし、ケアは保険点数などのコストとは直接結びつかず、また看護師は行ったケアにかかわらず月収での報酬を受け取ります。このことからも、看護師がケアを仕事として認識するための枠組みは緩いと考えられます。通常、私たちは仕事の報酬は金銭で支払われ、善意などの「惻隠の情」に発した人間的行為には感謝という反応で応えます。そして、仕事に対して多くの金銭が支払われることは顧客の満足を表し、金銭が支払われないことは不満を表すのと同様に、感謝などの反応が返ってこない善意は、その多くが「的外れ」や「不足」を意味します。このことから、「惻隠の情」に発した人間的行為は感謝や喜びという反応によって「的外れ」や「不足」ではなかったと確信できるのです。したがって、逆説的ではありますが、「患者さんから《ありがとう》って言われると救われる」というMの言葉は、彼女にとってはケアが「惻隠の情」に根差した人間的行為であることを示しています。

また、ケアは、「汗をかいて気持ちが悪いから身体を拭いて欲しい」と患者が訴えるとき、あるいは看護師が身体の不快感を訴える患者に対し「気の毒だ」「心地よくしてあげたい」「(寝汗などによって湿った)寝着を換えたほうがよさそうだ」と感じる時に、忙しい業務の手を止めて行われます。このように、ケアが患者の求めや体調に応じて行われる必要があるからこそ、看護師の「惻隠の情」、すなわち人間的感情が動かなければ、細やかで適切なケアを行うことはできません。生きた人間の身体の世話を完全に仕事として行うことなど本来不可能なのです。それゆえ、ケアはたとえ職業として行われていても人間的行為であることは避けられず、ケアするひとはその職業的本質ゆえに、感謝などの反応でその実感を求めようとする傾向があります。しかしながら、ケアを受けるひとの中には、Tのようにケアの効果やケアへの感謝を言語化して伝えることが困難な者も少なくありません。そのような状況の中で、ケアへのフィードバックを患者の反応に頼りすぎればケアの実感を得られないことが多くなり、Mのように「これでいいのだろうか」という自信の喪失とともに心理的疲弊に陥ってしまうのです。

ケアはケアするひとと受けるひととの相互身体性によって行われ、また実感される側面があります。すなわち、相手のささいな身体的反応も見逃さず、相手の苦痛や安楽をイメージすることを通じて私たちはケアを行い、そしてケアを実感しています。しかし、ささいな反応すら示すことが困難な患者もいます。そのような患者に対しても、患者の内側で起こっていることや、ケアする自分との相互関係の中で生じていることをイメージする力、すなわち「臨床的想像力」[7]をもって、ケアの実感を補うことが大切です。けれども、人生や職務の経験が少ないために、相手のささやかな身体反応を感知することや、相手の苦痛や安楽をイメージすることが難しい場合もあります。そのような場合には、MがThとの間で試みたようにケアするひとが自らのケア体験を語ることで、ケアを実感していく必要があるでしょう。

4　ケアへの使命感をもつこと

（1）専門性を見失った看護師の疲弊

Nは30代の女性看護師である。来談するなり、「先日、患者さんのUさんが亡くなりました。……亡くなるまで、すごく苦しそうにされていました」と言い、「どうしてあげればよかったんだろうと思います。何もしてあげられなかった」とうなだれた。Uは初診時にはすでに病状が進行しており、治療しなければ助からないものの、つらい治療をしたとしても完治する可能性は高くないとNは考えていた。また、Nは、その患者には副作用の強いその治療をやり遂げる体力も足りないのではないかと危惧していた。けれども、積極的治療を試みる方針の主治医は治療を進める方向で患者と話し合い、患者も医師への信頼と延命への希望から、結局治療を行うことになった。しかしNの予測どおり、体力が衰えていたUは治療半ばで肺炎を併発して死亡した。

「医師が積極的治療を行う方針をもっていれば、多くの患者さんは生き延びたいという願いと医師の専門性への信頼から治療を選択します。でも、治療を加えることでさらに苦しんで亡くなる患者さんは珍しくありません。Uさんは、苦痛を取り除く処置だけにとどめるほうが残された時間を豊かに過ごせたし、最終的に楽に亡くなることができたはずなんです。私はずっとそう思っていたけれど、主治医が決めた治療方針に対して口を挟める立場ではないし、ただ、主治医が決めた方針に従って副作用で苦しむUさんを看るしかありませんでした。苦しんでいても、そんな状態になってしまえば楽にしてあげる方法なんてあまりなくて……。背中をさすったり声を掛けたり、もうただ見ているだけで。本当に苦しかったです」とうつむきがちに語った。

また、別の来談時には、椅子に座るなり「なんだか自分には何ができるのだろうと思うときがあります」と言った。「このあいだ話したように、医師が方針を決めればそれに従うしかないし、せめて自分はしっかりケアをしようと思うけれど、病棟では、難しい口腔ケアは歯科衛生士が行いますし、誤飲の予防は言語聴覚士が担当します。他にも、複雑なケアになるといろいろな専門職が病棟に出入りして行うのです。少し前までは、患者の口腔ケアも私たちがしていました。けれども今は、難しい問題が起きると専門の方にお願いするようになっています。病棟に訪れる別の専門家を見ていると、自分の専門性ってなんだろう、医療者として一体私たちは何なんだろうと思ってしまうのです」と語った。〈Nさんたち看護師は、毎日一番近くで患者を看ている。けれども、重要な決定を医師が行ったり、複雑なかかわりは別の専門家がしていることでやりきれない思いがするのでしょうか〉と問うと、Nはしばらく考えて「そうかもしれません。この間お話しした、Uさんの件だって、私は積極的治療はしない方が良いと考えていた。でも、それを主張できるほど看護師の専門性は認められていない。……いいえ、自分でも自分の専門性を認めていないのかもしれません。歯科衛生士のように《口内ケアは私たちの専門》、理学療法士のように《リハビリは専門》といえるものが私にはない」とうなだれた。そこでThが、Uさんが積極的治療をしない方が良いと判断した理由について改めて尋ねたところ、「Uさんはもうお歳でしたから年齢的にも体力がありませんでした。それに、Uさんの体重が著しく減少してきていたのと食事量も実際に少なかったこと、それから、奥さんも昨年亡くなったためか本人の治療意欲もつらい治療を乗り切るには充分だとはいえませんでした。息子さんも遠方に住んでいたので、サポートも期待しづらかった。それに、そもそもその治療で完治するケースは多くない上に、Uさんの場合は治療の適合度もあまり……」とNは答えた。Thは、Uの積極的治療への反対は、Nの疾病や治療に関する知識からだけでなく、Uの身体機能の継時的変化や心理的状況、生活環境などを総合して出した判断であったこと、それらを全て把握してかかわっていたことに感嘆した。そしてこのことを伝えたところ、Nは意外そうな顔をした後、「看護師にとっては普通のことですが、この普通が意外と私たちの仕事なのかもしれませんね」と言った。そして、「私たちは、皮膚も、口内も、身体の中を流れる血の圧も、体重も、体温も、毎日確認しています。その人のしている点滴も、飲んでいる薬も、食事摂取量も、排便排尿量も把握しています。それから、その人のいつもの表情や、よくお見舞いに来る家族、時には若いころの職業まで知っていたりします。患者さんをいろんな角度からみて、患者さん全体をケアするのが看護師なのかもしれませんね」と満足そうに付け加えた。

この面接からしばらくしてNは「自分の仕事が何だかわかりました。これからは病棟に入ってくる他の専門家と協力しながら一緒にやっていけると思います。たまには医師にも意見を言ってみるかもしれない」と話し、面接も終結した。

（2）専門性と使命感

チーム医療では、多職種がそれぞれの専門的知識やスキルを持ち寄って協働しますが、それは医師が決定した治療方針に従って看護師や薬剤師、各技士職などの医療専門職が動くという協働のありかたです。Nが「主治医が決めた治療方針に対して口を挟める立場ではないし、ただ、主治医が決めた方針に従って、副作用で苦しむ患者さんを看るしかない」と述べているように、看護師は医師の指示によってさまざまな処置を実施しています。

しかし、看護師もまたその専門性や多くの患者を看てきた経験知により、患者の状態を見立て、より良いケアや治療方針についての考えをもっています。それにもかかわらず、それが医師の治療方針と異なる場合、最終的には医師の指示による処置を優先させなければなりません。それが患者の命や苦痛に関連することであれば、その葛藤は大きいと思われます。

看護師だけでなく、薬剤師や放射線技師等の技師職も自分の見立てや方針によって治療を行えないことはありますが、彼らは看護師に比べて患者の心身への介入は一過性のことが多く、その関係において患者への思い入れは生じにくいと思われます。それに対して、看護師は患者に最も身近な存在として、深い思い入れをもって接するにもかかわらず、時には自分の意志とは異なる処置を行わなければならないことから葛藤や心理的疲弊をより深めやすいと推測されます。Nが「先生が決めた方針にしたがって、副作用で苦しむ患者さんを看るしかありませんでした。……（中略）……本当に苦しかったです」と語った苦悩もまたそのような職業的葛藤からくるものでしょう。一方、経験の浅い看護師は、自分の見立てを持ちにくいことから、指示通りの処置を行うことに葛藤を感じることは少ないですが、逆に、行為の目的をきちんと把握しないまま処置やケアを実施してしまうことがあります。処置やケアの目的を理解しないまま、ただ膨大な量の指示をこなし続けることで、いつしか自らの専門性を見失ってしまうことも珍しくありません。

また、Nは、より高度な処置を要するケアが別の医療専門職に振り分けられるようになったことでも自らの専門性に疑問を感じていました。しかし、実際には、高度な医療補助行為を行う知識や、患者の身体に負担をかけずに行うケア技術、患者を身体だけでなく生活習慣などからも看る視点はまさしく看護師の専門性であり、他の専門家の介入に脅かされるようなものでは本来ありません。それにもかかわらず、Nがこのような認識に至った背景には、Nが他職種の介入により専門性を見失ったというよりも、もともと専門性を認識できていなかったことが他職種の介入で顕在化したと考えるほうが自然でしょう。

職務遂行のための特別な技能である専門性は、専門家の使命感に繋がることが少なくありません。特に、看護師や医師、救命救急士や消防士など、人命にかかわる専門家は、「自分が助けなければ」「自分にしかできない」という使命感がその職業的行動を支える場合があります。そして、その専門的技能によって他者を救うことができれば、他者や社会にとって自分の存在が意味あるものだと意識的・無意識的に自覚され、実存感を感じられます。この専門性以外にも、使命感のもとになっているものとして社会的立場や組織上の役割というものがあります。たとえば看護師は、病院では排便困難な患者に摘便*を行うことがありますが、私生活において他者の排泄にかかわることには抵抗を感じるはずです。これは、院内で看護服に身を包んでいることによって、病者をケアする役割にあることを、自分自身はもとより相手からも認識されていることが、看護師としての使命感を発揮させている例のひとつです。このように、自他共に認識する立場や役割という職業的枠組みもまた、使命の遂行に繋がっています。

しかし、使命感の発揮においては、自らの専門性への認識が、立場や役割の認識にも増して重要です。それは、街でひとが倒れている場面に遭遇したならば、医療者はたとえ白衣や看護服を身に着けていなくとも、自分が行い得る限りの処置を施すであろうことからも明らかです。緊急の状況においてひとは、その場における立場や役割に関係なく、自らがもつ知識や技能すなわち専門性によって困窮する相手を助けなければならないという使命を感じます。専門性への信頼に基づいた使命感がケアするひとをケアへと駆り立てる一方で、その専門性によっ

＊　肛門から指を入れ、便を摘出すること。

てひとは自分が他者を救うことのできる存在であるという実存感を得ています。しかしながら、専門性を見失ってしまうと、使命感を喪失すると同時に、ケア行為を通じて実存感を得ることが難しくなります。その結果、ケアは誰にでも行い得る過酷な労働となり、ケアするひとを疲弊させるのです。

Ｎが気づいたように、看護師の専門性とは患者を身体と精神をもった生活体として捉え、治療や患者の生活全体を見据えたかかわりをしてゆくことです。それは、歯科衛生士の口腔衛生管理のように特定の身体部位に特化したケアではなく、人間の丸ごとをケアする専門性だといえます。患者が医師との間でどのような治療方針を選択したかにかかわらず、患者そのものに寄り添い続けることが看護ケアの専門性であり使命だといえるでしょう。専門性を見失い心理的疲弊に陥ったひとに対しては、聴くことを通じて自らの専門性について考える場を提供し、その使命感を支えることが大切です。

5　心理的支援の場における「語り」

ケアを職業にするということは、行ったケアと引き換えに金銭での報酬を受け取ることだともいえます。しかし実際には、経済的報酬のみをモチベーションとして、献身的ケアを続けることは難しいでしょう。ケアに携わる多くのひとは、その行為の中に自らの実存感を支え得るやりがいを見出しながら臨んでいます。そのやりがいについて、ある看護師長は次のように語りました。

「ＩＣＵに居る患者さんは（重症度が高いので）、安楽や感謝を言葉などで表されることはほとんどありません。ですから、看護師には患者さんの状態が良くなっていくことが何よりもの励みになります。そのため、看護師は症状の経過について良く知ることや、患者さんを良く観察することを通して、状態が改善していっているサインに気づくことが大切です。一方で、緩和ケア病棟のように、完治を期待しづらい患者さんの看護にあたる場合は、逆に、その時々の患者さんの心地良さそうな反応や感謝の言葉をいただくことが励みになります。けれども、回復もしなければ、反応表出も難しい患者さんもいらっしゃいます。そのような場合、看護師はやりがいを見出すのが難しいものです。しかし、そういう場合でも、手を拭いてきれいにしてあげたり、脂っぽくなっている顔を拭いてすっきりしてあげると、なぜかこちらも気持ちよくなります。まったく自己満足なのかもしれませんが、そこに満足を見出せるかどうかが大切なことなのです」。

実際に、医学の発展とともに、かつては天寿とみなされたであろう病にも治療が施されるようになりました。それと同時に、完治しない病を抱える患者や、反応表出できないまま臥床を強いられる患者が増加しています。そのような時代背景の中で、患者の回復や安楽反応だけに頼らず、「臨床的想像力」(7)をもってケアにあたることは、ケアするひとが心理的疲弊に陥らないためには重要です。しかしながら、本章で紹介した3事例の看護師たちのように、回復せず反応もない患者への看護に対して、自らケアの意味や実感を見出せなくなる者も少なくありません。先出の看護師長は、師長になる前となった直後を振り返って、次のようなことも述べていました。

「自分が師長になる前は、上司（師長）から《あなたはよく患者さんに気を配ってくれているわね》とか《あの処置は的確だったわ》などと返してもらうことがありました。周囲の評価や労《ねぎら》いが嬉しくないと言えばうそになります。けれども、当時は、患者さんの回復や患者さんが喜んでくれることが何よりも嬉しく、それらによるやりがいに比べれば周囲から認められる喜びなどはほんのささいなものでした。けれども、自分が師長になってみると、自分の看護についてフィードバックしてくれるひとがいなくなったことは想像以上に苦しかったのです。〝ほんのささいなもの〟が無くなったことで、不思議なことに、これまで感じられていた、患者さんとのかかわりによるやりがいまでもが感じづらくなりました。そのフィードバックは、看護そのものによるやりがいが活きるためにも重要だったのです。そのことに気づいてからは、私も部下の看護師たちに声を掛けるように心がけています」。

この話は、ケアのやりがいそれ自体は患者とのかかわりの中にあるものの、そのやりがいを本人が認識できるか否か、またどのように体験するかという点において、他者による介入がいかに重要であるかを表しています。患者へのかかわりを上司や同僚など周囲と話すことによって、かかわりがもたらすものやその意味に気づくことは珍しくありません。ケアを語ることで、自分の施したケアに向き合い、その意味を自問する場が生まれるのです。我々心理職が受けるスーパーヴィジョンも、自分が行った心理的ケアについてスーパーヴァイザーと語り、そのかかわりの意味について考えるものです。このとき、スーパーヴィジョンそれ自体がやりがいになるわけではありませんが、スーパーヴァイザーによるかかわりへの的確なフィードバックは、やりがいに焦点を当てるためには非常に重要な要素となっています。河合は、「そういう話し合いをせずにやっている場合には、やりきれない気持ちを自分の中に持ち込んで、こちらがノイローゼになってしまうか、ノイローゼにならぬならどこかにそれを放ってしまう、自分のものにせずに捨てて」しまうと述べ、体験を語ることや対話によって自らの行為に向き合うことの大切さを説いています。(8)

自分のケアを語ることは、その体験を再認識し、やりがいを見出す助けになります。労働として一方的に贈与されていたケアが、語ることによって人間的営みとして蘇り、ケアするひとの実存感や使命感を育み、生きるエネルギーとなります。そして、ケアを一方的に与えるだけの労働だと感じることや、そこから受ける強い心的葛藤によってケアするひとが心理的疲弊に陥るのを防ぐのです。皆藤は苦しみから生まれる体験の知こそ「存在の知」であると述べ、それに触れることを通して新たな世界観が生まれるとして、この心理的支援を「生きる心理療法」と呼びました。(9) この皆藤の指摘からは、ケアをすることによって立ち上がる苦悩がケアするひとの実存感を支えていることがうかがえます。そのためのケアの語りでは、その実際的行為だけでなく、そこに伴うケアするひと自身の人間的感情についても触れ、それら全てが抱えられる必要があります。

これまでの時代の看護師たちは、そのような「語り」の場を持たずとも黙々と日々の業務をこなし、患者のケアにあたってきました。しかし、そのような先人と現代の看護師を比較して、現代の看護師が脆弱であると結論すべきではありません。なぜなら、かつての医療においては「語り」の場を敢えて設けなくとも、その献身が患者の回復や感謝から報われたり、回復しない病は天寿あるいは不治の病としての治めどころをもっていたからです。それに対して現代では、社会の変化とともに患者と医療者の関係は大きく変化し、回復して当然だという風潮の中で、看護師は患者の反応からだけでは報われづらくなっています。また医療の発展とともに、以前なら医療の及ばぬ世界にいたはずの患者への治療が試みられるようになったことで、逆に完治しない患者が増加し、看護師が無力感などの複雑な思いを抱えることも増えました。そのような時代変遷の中で、看護師の心理的疲弊を防ぎ、ケアによってケアするひとの実存感が育まれるためには、ケアを語る場が必要になってきています。そして、ケアや自分自身の気持ちに関する自由な語りが護られる空間のひとつとして、院内職員相談室が果たすべき役割があります。見失いかけたやりがいを取り戻し、その実存感を支えることが、ケアするひとへの心理的支援として重要です。

第2節　自己課題充足のためのケアがもたらす心理的疲弊

1　自分のために他者をケアすること

献身的ケアには互酬性があり、他者をケアすることによってケアするひとの実存感が支えられ、生きるエネルギーで満たされることは既に述べた通りです。しかし、献身的ケアをするひとの中には、意識的・無意識的に個人的課題の充足という目的をもって他者に献身的にかかわる場合があります。他者をケアすることを通して、自分自身が受けてきた母性的愛情やケアにまつわる欠乏感を満たそうとするのです。

ボウルビーによると、愛情の対象を喪失しているひとが、他者を援助する職業に就くことは多いといいます。[10]自分が切望しているケアを自分自身で受けることが難しいことから、ケアを必要としている他者をケアし、ケアを受けるひとに自らを同一視することによって、その欠乏感を満たそうとするのです。これは、困窮する他者のために行う本来のケアとは異なります。本来、ケアとは、病などで困窮しているひとを前に湧き上がる「惻隠の情」が、ひとをその行為に駆り立てるのに対し、自己課題を充足するためのケアは、初めから自分自身の欠乏を満たすことを目的として行われるものだからです。それはまるで相手のために献身的に行われているようでありながら、実際には自分自身の満足のために行われているために、ケアには本来不可欠な、ケアするひととケアを受けるひとが「お互いの個性と統一性が尊重されながら一体となって」[3]、「その経験と人生の物語を分かち合う」[5]というプロセスが生じません。それゆえ、自己課題充足のためのケアでは、ケアするひとの欠乏感を一時的に埋めることはあるものの、ケアによる実存感を得ることはできないのです。そして、自分のために他者を使って行われるケア行為のいびつさは、小さなきっかけでバランスを崩すことが多く、欠乏感が補完されるどころか、結果的には心理的疲弊となって顕在化することも少なくありません。

本節では、ケアするひとのケアを受けた体験（以後、「被ケア体験」とする）における欠乏感が献身的ケアに繋がっていると思われる事例を2例提示し、他者へのケアを通じて自身の課題を達成しようとすることへの問題提起とそのようなケースへの心理的支援について述べます。

なお、本節で提示する事例はいずれも、プライバシー保護の観点から、ケースのエッセンスを短く掲載するものであり、匿名性を守るため、事例の本質を損なわない程度に変更を加えてあります。

2　被ケア体験の欠乏感とケアすること

（1）患者の前で指導されたことに憤る看護師の事例

Oは、看護師として働き始めて2年目の女性であった。7月頃から極度の疲労感や抑うつ状態が現れ、体調不良による欠勤や遅刻がみられるようになった。9月になっても状態は回復せずミスも目立ち始めたため、この様子を見かねた上司が、院内の職員相談室をOに勧めた。その上司の勧めにOも同意したため来談に至った。

Oの印象は非常に抑うつ的で、こちらが言葉を掛けるとびくびくとした様子で、最小限の言葉で返答した。こわばった顔つきや、始終うつむき加減で言葉少ない様子からは、これ以上の勤務継続は困難だと思われた。また、Oの内的エネルギーの低下からも、本格的な心理面接の開始は時期尚早と感じたため、Thは、まずは今の身の置きどころのないつらさの緩和を図るよう休養を提案し、精神科受診を勧めた。けれども、面接内容から、Oが独り暮らしで友人も少なく、すでに天涯孤独の身であることを知ったThは、休職になってOが完全に社会から孤立してしまうことを避けるため、相談室に定期的に来談し、体調や生活について話すことを提案した。Oも賛成し、週1回のOとの面接が始まった。

その後受診した精神科では、Oはうつ病の診断を受け、休職しながら投薬治療を行っていた。Thとの面接は「しんどすぎて家から出られないので」とキャンセルしたこともあったが、ほとんど休むことなく時間通りに来談した。面接では、食事や睡眠の様子を尋ねたりその症状の苦しさを聞いたりなど、ただ毎日の様子について話すだけであったが、それを重ねるうちに不思議と、OとThの会話は子どもが学校であった一日の出来事を母親に話すような甘やかな雰囲気を帯びてくるのだった。

面接が経過するにつれ、Oの症状も改善されるとともに、自分の成育歴についても少しずつ話すようになった。O

には同胞が居らず、母親はOが6歳のときに病気で他界したため、以降は父親と二人で生活してきたという。時折、遠方から祖母がOの世話をしに来ることもあったが、日頃、Oは毎晩独りで父親の帰宅を待った。しかし、母親の死後、多量の飲酒をするようになった父親は、Oの話を聞いたり遊んでくれることはなかった。夕食は父親が仕事の帰りに買ってくる惣菜で済ませていたという。その父親もまた、Oが21歳のときに病気で他界したとのことであった。Thは、Oの人生の過酷さに言葉を失ったが、それを語るOの口調は穏やかであり、その表情は時折笑みすら浮かべているようであった。

ある日の面接で、同年の3月に幼少時に世話をしてくれた祖母が他界し、続けて6月に祖父もまた脳梗塞で入院していたことが語られた。またそれと時期を同じくして、病棟でOが小さなインシデントを犯し、それに気づいた先輩看護師が患者の前でOにミスを指摘したというエピソードが語られた。そのエピソードを語る中で、普段はおとなしいOが「私に処置されている患者さんの前で言ったんですよ！」と珍しく声を荒らげ、「患者さんが不安になるじゃないですか！　患者さんは看護師を信頼できるから自分の身体を任せられるんですよ！　なのに、ミスされたと思ったら、信頼できなくなって（患者さんが）かわいそうじゃないですか！」と涙をこぼしたのが印象的であった。Thは初め、患者の前でインシデントを指摘されたことでOの自尊心が傷ついたのかと思ったが、Oからは「患者を不安にした」ことへの心配や申し訳なさ、信頼できない看護師に身を任せなくてはならない患者への同情が伝わってきた。そしてOの激昂は、患者にそのような体験をさせた先輩看護師への怒りであると同時に、頼るひともなく不安だった子ども時代のO自身を患者に重ねたことによるものであると思われた。

それ以降もOの生い立ちや生活について語られることが続いた。そうして半年が経過した頃、Oの症状はずいぶん回復したため、午前中半日のリハビリ出勤が始まった。そんな中、ThはOが看護師を目指そうと思った動機について尋ねてみた。Oは「子どもの頃から、母親や父親の入院が多くて私もよく病院に来ていた。そしたら、看護師さんが母や父の処置をしてくれて《あぁ、看護師さんってすごいなぁ》って思って。それに私も子どもだったからか看護師さんはよくかまってくれて優しくしてくれた。看護師さんたちが優しくしてくれるのが嬉しくて、病院へ行くのが楽しみだった。だからずっと看護師に憧れていた」と答えた。面接からおよそ8ヶ月後、Oは全日出勤が可能なまでに回復した。しかし、勤務を続けるうちに、急性期病院での勤務よりも慢性期病院で患者とゆっくりかかわる看護が自分に合うと感じたと言い、Oは自ら病院を退職する決意をした。Oの退職とともに職員相談室におけるThとの心理療法も終結となったが、最後の面接でOは「子どもの頃は母が居なくて寂しかったのかもしれないけれど、大人になった今は、自分のその時の感情がよくわかりません。だからもやもやすることはあってもどうしたらよいかわからなかった。でも、先生（Th）に日常のいろんなことを話しているうちに、私が必要としていたのは誰かとのこういう時間だったんだと気づきました。仕事で寂しさを埋めることではないとわかったんです」と話したのが印象的であった。Thは、急性期病院で詰め込むようにケアを続けるのではなく自分に合った生活を選んだOは、他者を強迫的にケアすることではなく人と繋がることで癒される大切さを知ったのではないかと感じ、面接を終結した。

（2）自己課題充足のためのケアが孕む危険

幼少期に家族と死別した子どもの中には、病に苦しむ家族に対して自分が役に立てなかったことに罪悪感を感じたり、場合によってはその死を「自分のせいだ」と思い込んだり、自責の念に駆られたりすることが少なくありません。そして、その償いの行為として、看護師を目指す者も多いといわれています。[11] また、その死がどうすることもできないものだと頭で理解していても、必要とするときに親がいない寂しさから、見捨てられた恨みや怒りを覚えることもあるかもしれません。

先の事例のOは、その成育歴から、愛着対象の喪失という痛みを抱えた看護師だと思われました。幼少期の母親との死別体験が、Oに圧倒的な無力感と喪失感を与えたことは容易に推測できます。しかし、幼少期のOにとっては、母親の喪失感と自分の無力感、そして見捨てられたことの怒りを言葉で表現することは難しかったのではないかと思われます。それはOが最後に内省して語った「子どもの頃は母が居なくて寂しかったのかもしれないけれど……（中略）……自分のその時の感情はよくわかりません。だからもやもやすることはあってもどうしたらよいかわからなかった」という言葉にも表れています。この、幼いOの傷つきはたとえ言葉で表現されなくとも、本来誰かにケアされる必要があるものでした。しかしながら、実際には母親の死後、父親がアルコールに溺れたことなどから、Oの寂しさや心細さがケアされることはありませんでした。それどころか、今度は父親が入退院を繰り返し、Oは不安や自分自身への無力感、頼るひとのない心細さにさらされ続けてきました。こうして、Oは母親という本来自分をケアしてくれる対象を喪失しただけでなく、その喪失感もケアされることがないまま大人になったと考えられます。

そのようなOにとって、唯一頼りになり、最もその寂しさをケアしてくれた存在は、父親の入院先の看護師でした。適切な処置によって父親を救うという救世主的存在としては医師もまた頼りになる存在であったはずですが、Oの関心はむしろ自分の喪失感や無力感をケアしてくれる看護師に向きました。早くに母を亡くしたOにとって、医療において母性的役割を担う看護師がケアの象徴となったのでしょう。そして、Oは後に、彼女にとって唯一の母性的ケアの象徴でもあった看護師に彼女自身がなり、他者に献身的ケアを施すことで無意識的に自らの無力感を埋め、ケアされる他者に自分自身を投影して癒される体験を繰り返していたと思われました。

自分自身が欲しているケアと配慮を他者に与えるひとが抑うつ状態になることは珍しくなく、「援助的職業症候群」と名づけられています。(12) Oは患者の前で先輩看護師にミスを指摘されたことがきっかけで抑うつ状態に陥りましたが、このことについて、先輩看護師が自分のインシデントを指摘したことが患者に不安を与えたとして怒りを顕わにしていました。確かにOの言うように、看護師のインシデントを患者の目の前で指摘することは患者の不安を煽る行為ではあります。しかし、日頃は穏やかで口数の少ない彼女が興奮するほど怒りを表現したこと、そして、勤務していた病棟の患者の多くは意識が低下しているにもかかわらず患者の不安にこれほどまでに注意を払ったことなどから、Oが患者の不安に過剰な思い入れを持っている印象を受けました。この過度ともいえる反応は、O自身の不安を患者に投影することで起きているのだと思われました。

本来は自分が求めているものを他者に強迫的なまでに与えようとすることを「強迫的保護」と呼び、このような傾向がある場合は、自分自身が愛着の対象を喪失しているにもかかわらず、その痛みを自分のものとして受け入れることができず、ケアを必要としているのは他の誰かだと信じようとするといわれています。(10) このような「強迫的保護」傾向を持つひとは、病気などで苦しんでいるひとが関心の対象になりやすいため、看護のような他者をケアする職業に就くことも珍しくありません。これには、幼児期に適切な愛着に基づいた養育を受けられなかったことや、病気や離婚などによる親の心理的不在など、成育歴における親子関係のあり方が関係しています。

同様に、ウィニコットは、人生早期の不適切な母子関係において生成される服従的なパーソナリティを「偽りの自己」と名づけ、なかでも、相手との関係に不安が生じると相手に世話をやくことで対処しようとするものを「世話役の自己」と呼び、その症例を報告しています。(13) その症例において「世話役の自己」を持つ女性は、満たされない愛情を他者にケアを提供することで満たそうとしていますが、Oの献身的ケアもまた、その成育歴における彼女自身の体験を補うものでありました。

看護師になって2年目になるOは、これまでも幾度となく上司や先輩から指導を受けたことがあるはずです。しかし今回、先輩看護師の指摘を受けたとき、Oの祖母は他界したばかりで、祖父は入院中でした。これはOにとって、母親が他界したあと父親が入院を繰り返した状況の再現であり、この当時、彼女は成育歴において経験した圧倒されるような不安と同質のものを再体験していたと推測されます。その不安を打ち消そうとするように、Oはさらに患者のケアに没頭していました。そんな矢先に、インシデントを先輩看護師に指摘されたことで、患者を不安にさせたという思いとともに、患者に投影した自分自身の不安を癒すことに失敗したのです。

しかし、抑うつ状態を呈したOは、Thに心身の不調を訴えたり日々の些細な出来事を話することで、自分自身がケアを受ける機会を得ました。その中で図らずも母と子の間に流れる甘やかな空間を体験し、喪われた時間にどっぷりと浸たる経験をしました。「どうしたらよいかわからなかった。でも、先生（Th）に日常のいろいろなことを話しているうちに、私が必要としていたのは誰かとのこういう時間だったんだと気づきました。仕事で寂しさを埋めることではないとわかったんです」という語りからは、Oが他者をケアすることで自分自身のケアの欠乏感を満たすのではなく、心理療法の中で自身がケアを受けるという体験をすることによって満たされる必要があることに気づいていったことがうかがえます。

次に、これとは異なる形で、自らの欠乏感と他者へのケアが繋がったケースを紹介し、ケアを職業とすることと被ケア体験との関係についてさらに論じたいと思います。

3　ケアの陥穽

(1) 腰痛を契機に心理的疲弊に陥った看護師の事例

20代前半の女性Pは、3年目の看護師である。一見おとなしそうだが、その口数の少なさは簡単に心を許さない雰囲気を醸し出していた。しかし、退院した患者がわざわざPを訪ねてくるなど、日頃Pが患者に温かいかかわりをしていることがうかがえた。看護を通して患者と良いかかわりをもったPであったが、ヘルニアを発症したことで病棟で患者を抱えたり重いものを持つことが難しくなってしまった。そのしわ寄せが他の看護師にいったこともあり周囲が忙しく走り回るなか、自分は何もできないその居心地の悪さにPは次第に出勤できなくなったという。やがてPは師長に退職を申し出たが、師長からは「あなたの体調に合った異動を検討するから、配置転換の時期まで辛抱して」と励まされた。同時に、Pの様子が気にかかった師長から、職員相談室への来談を勧められた。Pは「カウンセリングでどうにかなる問題でしょうか」と言いつつ、「少しでも楽になるのなら」と来談に同意した。

面接ではPから自発的に語られることは少なく、病棟の話もほとんどしなかった。面接中は沈黙が続いていたが、Thから尋ねたことで、Pの母親も看護師であることがわかった。また、父親は仕事人間で、Pにはふたりの姉がいるが、姉たちとは年齢が離れているため、昔から一緒に過ごすことが少なかったと語られた。

Pは、最近では自室に籠ることが多くなり、食事も家族とは摂らず、夜に自転車でコンビニまで出かけてはお菓子などを買ってきて食べているようであった。ThはPとの関係がつかめないまま、気まずい沈黙が続く面接を続けていた。

しかしあるとき、Pが持っていたあるアミューズメントパークのキャラクター・マスコットにThが思わず〈かわいい〉と言ったことがきっかけで、その空気は一転した。Pは自分がそのキャラクターを好きであること、他にもいろんなグッズを持っていることを饒舌に語りだしたのである。そして、来月、学生時代の友人とそのアミューズメントパークに行くのだと嬉しそうに言った。この出来事をきっかけにPの構えたような緊張感は緩み、ThもまたPのひと為りが垣間見えたことでPとの面接を続けていく自信を取り戻した。その後、そのパークから帰ったPは園内の地図を面接に持参し、Thにその地図を見せながら「ここに〇〇があってね……」「ここで売ってる△△は美味しい！」と説明をした。Pのその楽しそうな様子に、Thはまるでふたりでそのパークを周っているような気分になった。こうしてPとThの距離は縮まっていった。

そんな中、Pは珍しく病棟の話を始めた。「みんな私が腰が痛いって知っているのに患者さんを運ぶときに気づいてくれない」「《大丈夫？　持てる？》って聞かれて、持てないって言えないですよね？　本当に心配してるんだったら聞かずに持ってくれたらいいのに……」と、それは仕事仲間への不満であった。Thは初め、仲間に自分の仕事を押し付ける申し訳なさがPの居心地の悪さになっていると聞いていたため、これと真逆ともいえるPの不満に内心驚いた。しかし、これこそが周囲への遠慮の裏にPが隠していた本当の思いであったのだと知った。

　Pは「本当に看護師っておかしい。患者の血圧や熱がちょっと高かったりすることには敏感で心配するのに、自分たちはお互いに体調が悪くても心配しない」と言い、「母も私が熱を出しても病院に連れて行ってくれたこともないし、仕事を休んで看病してくれたこともない。私は風邪を引いて学校を休んでもひとりで家で寝ていて、母は仕事に行って病院で患者の看病をしてるんですからね」と言った。このときThは、Pが仕事を休み始めてから自室からあまり出なくなったことやお菓子中心の食生活になっていることを思い出し、腰痛への看護師仲間の反応から、Pが同じく看護師であった母親との関係を想起しては、自分がケアされていないことに対する怒りと不信感を湧きあがらせたのではないかと思った。

　それ以来Pは同僚看護師や師長などへの不満を口にすることが増え、Thはその度にPの話を聴くことに徹した。不満を口にするときのPは、反抗期の中学生のように見えた。それは、その不満の基底にあるものが相手への冷ややかな憎悪などではなく、母親や看護師という母性的存在に対する甘えと表裏一体の拗《す》ねであったためだろう。

　その後、Pは腰への負担が少ない部署に異動になり、1ヶ月のリハビリ勤務を経て、通常勤務での復職を果たした。復職後も母親との関係はつかず離れずだと話していたが、復職したことで来談時間を確保しづらくなったこと、実生活における問題が解決したことで来談意欲が低下したことを挙げ、復職から2ヶ月後、Pは自らカウンセリングの終了を申し出た。その中で、Pは「まぁ、看護師としては（母親は）すごいですよ。私もいつか（母親の気持ちが）わかるんだろうか」と口にした。Thは、Pが今後は母親との関係の中で母親への思いについて向き合っていかなければならないと感じていることを確認し、母親と同じ看護師という仕事を続けていく過程でその答えを探し続けていくというPの決断を尊重することにした。終結後、Pは現在も看護師として変わりなく勤務を継続している。

（2）ケアすることによるケア体験への焦点化

　先の事例の看護師Oは、幼少期における親の喪失体験とそれによる被ケア体験の欠乏感が彼女を献身的ケアへと向かわせているケースでした。それに対してＰは、両親が揃う家庭の中で、仕事のためにいつも家にいなかった母親不在の寂しさを感じてきたケースだといえます。両者は、被ケア体験の欠乏感において共通していますが、その欠乏の様相は全く異なっています。そこで、ＯとＰの欠乏感における相違点について検討してみましょう。

看護教育に携わってきた武井は、看護学生が看護師を目指すきっかけとして、母親や伯母など親族に看護師がいる例が多いことを挙げています。(11) そして、看護師の母親をもつ学生のほとんどが小さい頃に母親が家にいなかった寂しさを感じており、家にいない母親を恨んだ記憶があると報告しています。Ｐも彼女ら（彼ら）と同様に、普段から仕事や夜勤で忙しい母親に充分に構ってもらうことができなかったことを、熱を出した不安の中でさえも留守番をしていなければならなかった心細さや、仕事を優先した母親への怒りとともに語りました。

しかし、母親が看護師であることがＰの寂しさを生んだにもかかわらず、Ｐは自らもまた看護師という仕事に就きました。少なくとも、腰痛になって仕事がままならなくなるまでＰは、忙しい母親に構ってもらえなかったことへの恨みを強く意識することもなかったと思われます。それはおそらくＰがその恨みをひとを助ける仕事をしている母への誇りで覆い、深い記憶の底に収めてきたためでもあるでしょう。

そんなＰの患者へのかかわりに対する熱心さは、退院した患者が時折Ｐに会うために病棟を訪ねてやってくるほどでした。患者にそれほどまで慕われていることと、Thに見せた固く尖った印象のギャップから、Ｐも母親と同様、患者に温かな看護師であることが推測されました。病棟での評判もしっかり者で通っており、腰痛になってＰ自身が気遣いやケアを必要とする状況になるまでは、Ｐはいきいきとケアにあたっていたのです。

しかし、Ｐ自身がケアを受けなくてはならない立場に転ずるや否や、仲間の看護師の自分に対する配慮が充分ではないという不満と怒りが「患者の血圧がちょっと高かったり、熱がちょっと高かったりすることには敏感で心配するのに、自分たちはお互いに体調が悪くても心配しない」という看護師そのものへの批判とともに立ち上がりました。実際には仲間の看護師たちがＰの仕事を手伝っていたにもかかわらず、Ｐから頼まないと気づいてもらえないことや、できるかどうか聞かずに黙って助けてくれないことに、「本当に心配してるんだったら」と、反抗期の子どものような甘えと表裏一体の不満を膨らませたのです。

自分のことをケアしてくれない仲間への不満が、かつて自分が熱を出しても留守番をさせて患者のケアをしていた母親の在り方をPに思い出させました。自分への充分な配慮がないとして仲間の看護師に不満を爆発させたPは、自分が他者を献身的にケアする一方で、自分へのケアも強く求めていたといえます。また、仲間への不信感を感じたのと同時期からPが家族と食卓を囲まなくなったり、筆者に対して子ども時代の母親への恨みを語ったことから、誇りで覆い隠したはずの母性的ケアへの欠乏感が、ケアを必要とする立場に転じた途端に立ち上がってきたと考えられました。

先ほどの事例におけるOも本事例におけるPも、彼女たちはいずれも自分自身が欲している（あるいは、欲していた）母性的ケアを仕事を通じて他者に与えているところに共通点があります。そして、他者へのケアが順調にできており、そこにやりがいを感じられている間はこころも穏やかで充実感に満ちているものの、先輩の叱責や腰痛などささいなきっかけによって思い通りのケアができなくなるや否や、そのケアは急激にバランスを崩し、一転して自分自身にケアが必要になるもろささも共通しています。

しかし、Oのように母性的ケアが切実に足りなかった例と比較すると、Pは確かに充分に構ってもらえなかった欠乏感はあるものの、それは明らかにOのものとは異質です。Oのような、実際に母親と幼少期に死別し、父親をも喪失する不安に怯えて育ったケースに比べ、Pのように親が仕事で忙しいあまりに充分に構ってもらえなかった経験をもつひとは珍しくありません。Pが、奇しくも母と同じ看護という職場で、その幼い頃の欠乏感をこころに蘇らせたことは、ケアの現場にPが身を置いたことによって、自分が受けてきたケアに意識の焦点が当たったためだと考えられます。それは、女性が出産を経験して母親になった途端、自分自身が母親から受けてきたケアや、自分と母親との関係に関心が向き、小さなほころびを見つけてはそこに執着するありようと似ています。ケアを仕事とするひとが、自分自身の被ケア体験における欠乏感を訴えるとき、Oのように受けてきたケアが切実なほど不充分なひともいますが、Pのように他者へのケアを仕事とする毎日の中でおのずと被ケア体験に焦点が合い、自分が献身的にケアされてきたか、すなわち、愛されてきたかという問いが立ち上がるひとも多いのです。人間ドックを受ければ些細な健康問題が指摘されるように、自分が受けてきたケアを注視すれば、何らかの欠乏感に気づくことは珍しくありません。この点において、ケアを仕事にすることは、自分自身が受けてきたケアに注意が向きやすいという陥穽や、それに向き合わなければならない難しさを孕んでいるといえます。

母親との関係への没頭をThとの間で体験したOとは異なり、Pは母親との問題をThとの間で明らかにはしたものの、最終的には、P自身の母親との間で体験し考え続けていくという答えを出しました。その意味では、Pの母子関係における疑問は未解決のままの終結となりましたが、少なくとも、Pは他者をケアすることを通して自分自身の欠乏感を埋めていくことはできないことに気づいたと思われます。

4　欠乏に向き合うための心理的支援

あるがままの自分を受け入れられず、相手や環境に合わせて作り上げた「偽りの自己」を生きることは、自分自身の実存感を感じられなくします[13]。私たちは本来、他者からその存在を丸ごと受け入れられることによって、自分は必要とされて存在する人間であることを、その生の根底において感じます。しかし、成育歴において充分にケアされなければ、自己の存在を肯定的に捉えることが難しくなってしまいます。そうしてケアを受けるひとに自分自身を投影し、彼らを献身的にケアすることを通して、自分自身がケアを受けているかのような体験を得ようと試みることがあります。このときケアを受けているのは相手ではなく自分自身であるため、このケアは相手と「一体となって[3]」「分かち合う[6]」体験ではなくなっています。その意味において、他者をケアすることで自身の被ケア体験の欠乏感を充足させようとすることは、先に挙げた、ケア本来がもたらす実存感に基づく行為とは異なります。そのため、通常であれば乗り越え得る職業上の葛藤が、人生の基盤そのものを揺るがす体験となってしまい、心理的疲弊を引き起こすのです。

そもそも、自分自身の課題を他者を通じて達成することなど不可能であり、自分の課題は自分の体験によって満たしていくしかありません。自分が必要とするケアは自分自身に与え、自分自身が体験しなければならないのです。その欠乏をケアする場が心理療法であり、OやPのように、その対話の中で母性的ケアに満たされることや母親との関係に立ち戻る必要があります。

第3節　ケアするひとの心理的疲弊とその支援

ケアによってケアするひとがその実存感を支えられることもあれば、ケアによって心理的疲弊に陥ることもあります。ケアを通じて自分が何かや誰かの役に立てる存在であるという実存感を感じられるか否かが、ケアが疲弊をもたらすか生きるエネルギーとなるかを分けるといえるでしょう。この実存感は、患者の自己実現を支援することにケアの意味を見出したり、相互身体性によってケアの実感を感じたり、自分自身の専門性と使命感を認識することを通じて感じられるものです。ケアするひとが有意味感や実感や使命感を見失いつつあるときには、その支援として、ケアするひとが自分自身のケアについて語る場を提供する必要があります。

また、このようなケア本来の心理的疲弊と比較して、自分自身が抱えるケアへの欠乏感の充足に失敗して陥る心理的疲弊があります。ケアするひと自身がその成育歴等において充分にケアされる体験を得ておらず、自分が渇望するケアを他者に与えることで自分自身の課題を達成しようとする場合です。あるいは、実際には切実なまでのケアの欠乏がなくとも、職業を通じて日々ケアにかかわっていることで、自分自身が受けてきたケアに焦点が当たり、自身の被ケア体験における小さなほころびに固執してしまう場合です。

このような、ケア本来がもたらすものとは異なる、自己課題充足の失敗による心理的疲弊に対しては、ケアを他者に与えることではなく、自分自身がしっかりとケアを体験することを通して解決する必要があります。その上で、本来のケアに専心するための心理的支援が行われなくてはなりません。

現代、ケアを行う職業は非常に多く、ケア対象やケア場面ごとに細分化して担われている状況です。しかし、その中でも、最も歴史が古く、その原形ともいえる看護や介護は、現在もなお病者や老者の最も近くでケアする仕事だといえます。また、そこでは身体や生活の一部のみにかかわるのではなく、相手の身体と精神および社会的生活や家族関係など、その丸ごとをケアしています。日々、相手の顔を見て、その身体に触れるというそのケアのありようは、ケアによる回復や安楽、相手の喜びや満足をよりビビッドに実感できるものでしょう。しかし、そこから返報されるケアのやりがいや実存感が大きい反面、相手の苦痛や不安、絶望や無念も伝わり易いことから心理的疲弊に陥る危険も高いといえます。

このようなことから本書では、ケアがもつ心理臨床的意味やケアがもたらす心理的疲弊について検討するにあたり、看護ケアに焦点を当てて論じてきました。そのため、なかには看護ケアに特有の場面や内的葛藤も多く含まれていたかもしれません。しかし、ケアがもたらす実存感と心理的疲弊という問題は、看護師のみならず、ケアする全てのひとに共通するものです。ヘルパーをしているある女性が、訪問開始当初は散らかった部屋で寝てばかりいた高齢者が、しばらくすると植木鉢に花を植えるようになった変化を嬉しそうに語るのを聞いたことがあります。これは、生活の支援を通じて他者の生活的自立が促せた喜びであり、この体験によってヘルパーである彼女もまた自分のケアが他者の自立を促せたという実存感を得ています。本書の初めに述べたように、ケアの対象の違いは人間にかかわる「入り口」の違いに過ぎず、先の例では、福祉的ケアにより花を植えるほど生活的自立が進んだことと同時に、身体的および心理的健康度も改善していることが推測されます。

筆者のような心理職もまた、ケアを仕事にする者であり、こころという「入り口」を通して他者の自立を支えられたときに、自分自身の実存感が支えられます。結果だけでなく、ケアのプロセスに有意味感を見出し、実感を確かめ、自らの専門性を問い続けることが大切であるのも、看護ケアや介護ケアの場合と同様です。

我々心理職には、スーパーヴィジョンという、自らのケアについて語り、振り返りを行うための教育システムがあり、スーパーヴァイザーに心理的に抱えられながら、自らが行ったケアについて考え、ケアの意味を実感する場をもっています。またスーパーヴィジョンは、自分自身の専門性を自覚し、時に自分のケアが自己充足的になっていないかを自らに問う場にもなります。心理職がかかわるひとのこころは、身体的疾患にも増して現実的回復や問題解決が難しい場合がありますが、このスーパーヴィジョンによってケアによる実存感が支えられている側面もあります。

現在、ケアする仕事の多くは、このスーパーヴィジョンのような語りや振り返りの場が用意されていません。しかし、筆者はケアする全ての職業において、自らのケアについて語り抱えられる場をもつことは有効だと考えています。たとえスーパーヴィジョンといった場ではなくとも、カウンセリングや同僚との対話を通して、ケアによる疲弊を生きるエネルギーへと変容してゆくことができるためです。ケアするひとへの心理療法とは、施したケアの意味を探り、体験を実感し、使命に向き合うことを支えるための語りの場なのです。

文献

序章

（1）中井久夫「はじめに考えておくこと」中井久夫・山口直彦『看護のための精神医学』医学書院、2001

（2）Nightingale, F.（1860）*Notes on Nursing: What It Is and What It Is Not.* London: Harrison〔湯槇ます・薄井坦子・小玉香津子・田村真・小南吉彦訳『看護覚え書――看護であること・看護でないこと』現代社、1968〕

（3）総務省「保健師助産師看護師法」http://law.e-gov.go.jp/htmldata/S23/S23HO203.html（2015年11月19日取得）

（4）鷲田清一「ケアにおける専門性」『看護』第57巻4号、146-151頁、2005

（5）久保川真由美・山岸千恵・浦橋久美子「老親を在宅で介護するひとり介護者の介護と労働の意味――九人の介護者のインタビュー結果から」『茨城キリスト教大学看護学部紀要』、第4巻1号、27-33頁、2012

（6）Mayeroff, M.（1971）. *On Caring.* New York: Harper & Row Publishers.〔田村真・向野宣之訳『ケアの本質――生きることの意味』ゆみる出版、1993〕

（7）神谷美恵子「自殺と人間の生きがい――臨床の場における自殺」『総合看護』第2巻7号、4-9頁、1971

（8）野島良子「Human-Caringと看護――看護の美はどこに成り立つか」『日本看護科学学会誌』、第9巻2号、46-58頁、1967

（9）厚生労働省「平成25年雇用動向調査結果の概況：結果の概要」http://www.mhlw.go.jp/toukei/itiran/roudou/koyou/doukou/14-2/kekka.html（2015年4月19日取得）

（10）日本看護協会「2012年病院における看護職員需要状況状況調査」速報　http://www.nurse.or.jp/up_pdf/20130307163239_f.pdf（2015年4月19日取得）

（11）Smith, M. J.（199）Caring: Ubiquitous or Unique. *Nursing Science Quarterly, 3*（2）, 54.

（12）総務省、介護保健法 http://law.e-gov.go.jp/htmldata/H09/H09HO123.html（2015年11月19日取得）

（13）小木曽加奈子・安藤邑恵「ICFにおける『活動と参加』の領域に対する看護職と介護職の認識の違い――介護老人保健施設のケア実践者に対するインタビュー調査から」『岐阜医療科学大学紀要』第3巻、37-47頁、2008

（14）Descartes, R.（1649）*Les Passions de l'âme,* Paris: Henry Le Gras〔花田圭介訳『デカルト著作集3』白水社、1973〕

第一章

（1）Peabody, F. W.（1927）The Care of the Patient. *Journal of American Medical Association*, 88, 877-882.

（2）Kleinman, A.（2012）Caregiving as moral experience. *The Lancet*, 380, 1550-1551.

（3）Leininger, M. M.（1992）*Culture Care Diversity & Universality: A Theory of Nursing*. New York: National League for Nursing, Inc〔稲岡文昭監訳『レイニンガー看護論――文化ケアの多様性と普遍性』医学書院、１９９５〕

（4）筒井真優美「ケア／ケアリングの概念」『看護研究』第26巻1号、２－13頁、１９９３

（5）永島すえみ「わが国の看護における『ケアリング』論の導入と研究の動向」『佛教大学教育学部学会紀要』第12巻、99－１１１頁、２０１３

（6）樋口康子「看護におけるヒューマン・ケアリング――多元論的研究方法を求めて」『看護研究』第26巻1号、33－39頁、１９９３

（7）新村出編『広辞苑第六版』岩波書店、２００８

（8）伊藤正男・井村裕夫・高久史磨編『医学書院医学大辞典』医学書院、２００３

（9）Watson J.（1979）*Nursing: The Philosophy and Science of Caring*. Boston: Little Brown〔稲岡文昭監訳『ワトソン看護論――人間科学とヒューマンケア』医学書院、１９９２〕

（10）茂野香おる・長谷川万希子・林千冬・平河勝美・中根薫・岩本里織・柳澤理子・大野かおり『基礎看護学（1）看護学概論』医学書院、１９９２

（11）Mayeroff, M.（1971）*On Caring*. New York: Harper & Row Publishers〔田村真・向野宣之訳『ケアの本質――生きることの意味』ゆみる出版、１９９３〕

（12）Mayeroff, M.（1965）On Caring. *International Philosophical Quarterly*, 5, 462-474.

（13）Watson J.（2012）*Human Caring Science, A Theory of Nursing*. Burlington: Jones & Bartlett Learning, Second Edition.

（14）神谷美恵子「自殺と人間の生きがい――臨床の場における自殺」『総合看護』第2巻7号、４－９頁、１９６７

（15）Gilligan, C.（1982）*In a Different Voice; Psychological Theory and Women's Development*. Cambridge: Harvard University Press.

（16）Kohlberg, L.（1981）*The Philosophy of Moral development*. San Francisco: Harper & Row Publishers.

（17）Noddings, N.（1984）*Caring: A Feminine Approach to Ethics & Moral Education*. Berkley: University of California Press.

（18）Noddings, N.（1992）*The Challenge to Care in Schools: An Alternative Approach to Education*. New York: Teachers College Press.

（19）Noddings, N.（2002）*Starting at Home: Caring and Social Policy*. Berkley: University of California Press.

（20）Kleinman, A.「ケアをすること」皆藤章 編・監訳『ケアすることの意味』誠信書房、２０１５

(21) 村上信彦『明治女性史（中巻後編——女の職業』理論社、1971
(22) 北山修『見るなの禁止』岩崎学術出版会、1993
(23) 河合隼雄『神話の心理学——現代人の生き方のヒント』大和書房、2006
(24) 日本赤十字社編『世界看護史』日本赤十字社、1932
(25) 秋元寿恵夫『西洋看護史』文光堂、1950
(26) 中里龍瑛『日本看護史』文光堂、1950
(27) 武井麻子『感情と看護——人とのかかわりを職業とすることの意味』医学書院、2001
(28) Dolan, J. A. (1963) *Goodnow's History of Nursing 11th ed.*, Philadelphia: Saunders Company〔小野泰博・内尾貞子訳『看護・医療の歴史』誠信書房、1978〕
(29) 亀山美知子「近代日本看護史3」『宗教と看護』ドメス出版、1985
(30) 亀山美知子「近代日本看護史4」『看護婦と医師』ドメス出版、1985
(31) 杉田暉道・長門谷洋治・平尾真智子・石原明『系統看護学講座 別巻9看護史（第6版）』医学書院、1996
(32) 木下安子『近代日本看護史』メヂカルフレンド社、1969
(33) 土曜会歴史部会『日本近代看護の夜明け』医学書院、1973
(34) ライダー島崎玲子・大石杉乃『戦後日本の看護改革——封印を解かれたGHQ文書と証言による検証』日本看護協会出版会、2003
(35) 日本看護協会編『近代日本看護総合年表（第4版）』日本看護協会出版会、1995
(36) 内閣府「安全・安心に関する特別世論調査」https://survey.gov-online.go.jp/tokubetu/h16/h16-anzen.pdf#search='%E5%86%85%E9%96%A3%E5%BA%9C%E3%80%8C%E5%AE%89%E5%85%A8%E3%83%BB%E5%AE%89%E5%BF%83%E3%81%AB%E9%96%A2%E3%81%99%E3%82%8B%E7%89%B9%E5%88%A5%E4%B8%96%E8%AB%96%E8%AA%BF%E6%9F%BB（2015年10月8日取得）
(37) Menzies, I. E. P. (1960) A Case-Study in the Functioning of Social Systems as Defense against Anxiety: A Report on a Study of the Nursing Service of a General Hospital. *Human Relations*, 13, 95-121.
(38) Kleinman, A. (2015) Care: in search of a health agenda. *The Lancet*, 386, 240-241.

第二章

(1) 仲松弥秀「死人観」土井卓治・佐藤米司編『葬送墓制研究集成第一巻　葬法』名著出版、191-197頁、1979

（2）桜井徳太郎『結衆の原点――共同体の崩壊と再生』弘文堂、１９８５
（3）岡田重精『古代の斎忌（イミ）――日本人の基層信仰』国書刊行会、１９８２
（4）金子武雄『上代の呪的信仰』公論社、１９７７
（5）本居内遠「賤者考」『本居内遠全集第十二巻』吉川弘文館、１９２７
（6）Ehrenreich, B. & Englis, D.（1973）*Witches, midwives, and nurses.: Complaints and Disorders*. New York: The Feminist Press〔長瀬久子訳『魔女・産婆・看護婦――女性医療家の歴史』法政大学出版局、１９９６〕
（7）横井清『中世民衆の生活文化（下）』講談社学術文庫、87－１２９頁、２００８
（8）野口長義「南会津の民俗（三）」『旅と伝説』第11巻４号、93－99頁、１９３８
（9）瀬川清子「家たて」『民間伝承』第９巻5号、49－50頁、１９４３
（10）田村克己「鉄の民俗」網野善彦編『日本民俗文化大系3　稲と鉄――さまざまな王権の基盤』小学館、２４４－２６７頁、１９８３
（11）波平恵美子『暮らしの中の文化人類学』福武書店、１９８６
（12）西山やよい「『産小屋』習俗の中の女たち」谷川建一・西山やよい共著『産屋の民俗――若狭湾における産屋の聞書』国書刊行会、39－２３７頁、１９８１
（13）旧約聖書翻訳委員会・木幡藤子・山我哲雄翻訳『旧約聖書〈2〉出エジプト記レビ記』岩波書店、２０００
（14）宮本常一『宮本常一著作集37河内国瀧畑左近熊太翁旧事談』未來社、１９９３
（15）石塚尊俊「鑪に於ける禁忌と呪術」『民間伝承』第11巻10・11合併号、12－17頁、１９４７
（16）波平恵美子『ケガレ』講談社学術文庫、２００９
（17）近藤直也『ケガレとしての花嫁――異界交流論序説』創元社、１９９７
（18）石郷岡千鶴子『女――婚と産』秋田文化出版、１９９３
（19）大島建彦「祝儀の忌み」『加能民族研究』、第10巻、81－83頁、１９８２
（20）Douglas. M.（1966）*Purity and Danger*. London: Pelican Books.
（21）田中重雄「四ツ辻の呪術」『民間伝承』第18巻1号、23－24頁、１９５４
（22）Meigs. A.（1978）A Papuan Perspective on Pollution. *Man*, 13(2). 304-318.
（23）山形孝夫「古代オリエントにおける大地母神崇拝と聖娼の慣行について――マリア崇拝の源流に関する研究」『宮城学院女子大学研究論文集』第38・39巻、２０９-２１８頁、１９７２

（24）胡桃沢友男「女人禁制をめぐって」『あしなか』53輯、20－25頁、１９５６
（25）河合隼雄『神話と日本人の心』岩波書店、２００３
（26）北山修『見るなの禁止』岩崎学術出版社、１９９３
（27）Harding, M. E.（1971）*Woman's Mysteries: Ancient and Modern*. New York: G. P. Putnum's Sons〔樋口和彦・武田憲道訳『女性の神秘』創元社、１９８５〕
（28）Neumann, E.（1956）*Amor and Psyche: The Psychic Development of the Feminine: A Commentary on the Tale by Apuleius*. London; Routledge and Kegan Paul〔河合隼雄 監訳、玉谷直實・井上博嗣訳『アモールとプシケ――女性の自己実現』紀伊國屋書店、１９７３〕
（29）河合隼雄『中空構造日本の深層』岩波書店、１９９９
（30）河合隼雄『影の現象学』思索社、１９７６
（31）Gilligan, C.（1982）*In a Different Voice; Psychological Theory and Women's Development*, Cambridge: Harvard University Press.
（32）厚生労働省（２０１３）平成24年度衛生行政報告例（就業医療関係者）の概要 http://www.mhlw.go.jp/toukei/saikin/hw/eisei/04/kekka1.html（２０１５年４月19日取得）

第三章

（１）河合隼雄『カウンセリングを語る（上）』創元社、１９８５
（２）成瀬悟策『からだとこころ――身体性の臨床心理』誠信書房、２００９
（３）野島良子『人間看護学序説』医学書院、１９７６
（４）松浦志野・石垣和子・辻村真由子・植田彩・岡本有子・園田芳美・望月由紀・吉永亜子・高橋久一郎「看護実践における身体性を考える」『千葉看護学会誌』第13巻１号、１－６頁、２００７
（５）Ponty, M. M.（1964）. *Le Visibleetl'invisible-suivi de notes de travail*. Paris: Gallimard〔滝浦静雄・木田元共訳『見えるものと見えないもの』みすず書房、1989〕
（６）Henderson, V.（1995）. *Excellence in Nursing*. New York: Springer Publishing Company.
（７）野島良子「看護における技術と身体」メヂカルフレンド社編集部編『看護技術論』メヂカルフレンド社、３００－３２５頁、１９７７
（８）川西美佐「看護技術における「触れる」ことの意義――整形外科看護師の生活行動援助技術を身体性の観点から探求して」『日本赤十字広島看護大学紀要』第５巻、11－19頁、２００５

(9) 薄井担子『科学的看護論』日本看護協会出版社、１９７４

(10) Henderson, V. (1966) *The Nature of Nursing*. New York: Macmillan〔湯槇ます・小玉香津子訳『看護論』日本看護協会出版会、１９６６〕

(11) Ponty, M. M. (1960) *Signes* Vol.2. Paris: Gallimard〔竹内芳郎・木田元・滝浦静雄・佐々木宗雄・二宮敬・朝比奈誼・海老坂武訳『シーニュ２』みすず書房、１９７０〕

(12) 池川清子『生きられる世界の実践知』ゆみる出版、１９９１

(13) Noddings, N. (1984) *Caring: A Feminine Approach to Ethics & Moral Education*. Berkley: University of California Press〔立山善康・林泰成・清水重樹・宮崎宏志・新茂之訳『ケアリング――倫理と道徳の教育－女性の観点から』晃洋書房、２００８〕

(14) Mayeroff, M. (1965) On Caring. *International Philosophical Quarterly*, 5, 462-474.

(15) Watson J. (1998) *Nursing: The Philosophy and Science of Caring*. Boston: Little Brown〔稲岡文昭監訳『ワトソン看護論――人間科学とヒューマンケア』医学書院、１９９２〕

(16) 米村美奈「終末期の患者へのソーシャルワーク支援についての事例研究――身体性としての患者の理解とそこでの『応答的役割』を考える」『医療と福祉』第35巻1号、66－70頁、２００１

(17) 齋藤久美子「臨床空間における身体性」『臨床心理事例研究』第22巻、10－13頁、１９９５

(18) 内田樹『死と身体』医学書院、２００４

(19) Figley, C. R. (1995) *Compassion Fatigue; Coping with Secondary Traumatic Stress Disorder in Those Who Treat The Traumatied*. Oxford: Routledge.

(20) 神谷美恵子「自殺と人間の生きがい――臨床の場における自殺」『総合看護』第2巻7号、４－９頁、１９６７

(21) 市川浩『精神としての身体』講談社、１９９２

(22) 梅原賢一郎・鎌田東二・高谷好一・鳥越けい子・山折哲雄・鷲田清一「新たなる身体論の胎動」『創造の世界』第１１１巻、46頁、１９９８

(23) 西村ユミ『語りかける身体――看護ケアの現象学』ゆみる出版、２００１

(24) Henderson, V. (1964) The Nature of Nursing. *American Journal of Nursing*, 64(8), 62-68（稲田八重子他訳『看護学翻訳論文集新版・看護の本質』現代社、１９６４

(25) 田畑邦治「人間の尊厳に基づく看護技術」坪井良子・松田たみ子編『基礎看護学――考える基礎看護技術Ⅰ』廣川書店、３－13頁、２００２

(26) Mauss, M. (1924) *Essai sur le don: forme et raison de l'échangedans les sociétésarchaïques. Sociologie et anthropologie*. Paris : Presses universitaires de France〔吉田禎吾・江川純一訳『贈与論』筑摩書房、2009〕
(27) Fromm, E. (1956) *The Art of Loving*. New York: Harper & Row〔鈴木晶訳『愛するということ』紀伊国屋書店、１９９１〕
(28) Erikson, E. H. (1959) *Identity and the life cycle*. New York: W. W. Norton & Company〔小此木啓吾訳編『自我同一性』誠信書房、１９７３〕
(29) Erikson, E. H. (1968) *Identity: Yourth and Crisis*. New York: W. W. Norton & Company〔岩瀬庸理訳『アイデンティティ』金沢文庫、１９７３〕
(30) 鑪幹八郎『鑪幹八郎著作集Ｉ　アイデンティティとライフサイクル論』ナカニシヤ出版、２００２
(31) 西平直『エリクソンの人間学』東京大学出版会、１９９３
(32) Holmes, J. (1993) *John Bowlby & attachmenttheory: Makers of Modern Psychotherapy*. London: Routledge〔黒田実郎・黒田聖一訳『ボウルビーとアタッチメント理論』岩崎学術出版社、１９９６〕
(33) Benner, P. & Wrubel, J. (1989) *The Primacy of Caring: Stress and Coping in Health and Illness*. Michigan: Addison-Wesley〔難波卓志訳『現象学的人間論と看護』医学書院、１９９９〕
(34) Kleinman, A.「ケアをすること」皆藤章 編・監訳『ケアすることの意味』誠信書房、２０１５
(35) 武井麻子『感情と看護――人とのかかわりを職業とすることの意味』医学書院、２００１
(36) Showalter, E. (1985) *The female malady: women, madness, and English culture, 1830-1980*. New York: Pantheon Books〔山田晴子・薗田美和子訳『心を病む女たち――狂気と英国文化』朝日出版社、１９９０〕
(37) 沖守弘『マザー・テレサ　あふれる愛』講談社文庫、１９８６
(38) Kleinman, A. (2012) Caregiving as moral experience. *The Lancet*, 380, 1550-1551.
(39) 白鳥孝子「日本の医療現場における《患者－看護師》関係の特性――ケアリングの視点から」『日本大学大学院総合社会情報研究科紀要』第４巻、３６８－３７９頁、２００３
(40) Corbett, N. Q. (1988) *The Sacred Prostitute; Eternal Aspect of the Feminine*. Toronto: Inner City Books（菅野信夫・高石恭子訳『聖娼――永遠なる女性の姿』日本評論社、１９９８〕

第四章

（1）日本医療労働組合「「看護職員の労働実態調査」報告」『医療労働』第４７９巻2号、１－53頁、２００６

（2）黒木宣夫「医療従事者のメンタルヘルス特集にあたり」『産業精神保健』第17巻1号、１－３頁、２００９

（3）Lenneman, J. Schwartz, S. Ginseffi, D.L. & Wang, C. (2011) Productivity and Health: An Application of Three Perspectives to Measuring Productivity. *Journal of Occupational and Environmental Medicine*, 53(1), 55-61.

（4）和田耕治・森山美緒・奈良井理恵・田原裕之・鹿熊律子・佐藤敏彦・相澤好治「関東地区の事業場における慢性疾患による仕事の生産性への影響」『産業衛生学雑誌』第49巻3号、１０３－１０９頁、２００７

（5）門脇文子・水谷泰子・清水房枝「大学病院で働くキャリア中期の看護師が就業継続してきた要因」『第42回日本看護学会論文集 看護管理』１４４－１４７頁、２０１２

（6）宇田賀津・森岡郁晴「救命救急センターに勤務する看護師の心理的ストレス反応に関連する要因」『産業衛生学雑誌』第53巻、１－９頁、２０１１

（7）三木明子・黒田梨絵「救急領域の現場で看護師が被る惨事ストレスの実態と影響」『第42回日本看護学会論文集 看護総合』、１０８－１１１頁、２０１２

（8）諸星えり子「二次救急における看護師のストレスと望まれる支援の調査」『第43回日本看護学会論文集 看護総合』２０７－２１０頁、２０１３

（9）Kawano, Y. (2008) Association of Job-related Stress Factors with Psychological and Somatic Symptoms among Japanese Hospital Nurses: Effect of Departmental Environment in Acute Care Hospitals. *Journal of Occupational Health*, 50(1), 79-85.

（10）三木明子・黒田梨絵・田代朱音「病院勤務看護師が被る部署別の惨事ストレスとＩＥＳ－Ｒとの関連」『第43回日本看護学会論文集 看護管理』３８３－３８６頁、２０１３

（11）尾崎未佳・池上良子・奥野信行「集中治療室に勤務する看護師のストレスとその特徴——心臓外科超急性期看護を展開するＩＣＵ病棟に焦点を当てて」『第43回日本看護学会論文集 成人看護Ⅰ』91－94頁、２０１３

（12）Hinshaw A. S. & Atwood J. R. (1983) Nursing staff turnover, stress, and satisfaction models, measures, and management. *Annual Review of Nursing Research*, 1, 133-153.

（13）磯貝真由　美・足立望・間瀬友美子「精神科看護師のストレスとその対処に関する研究」『日本看護学会論文集 精神看護』第36巻、２２８－２３０頁、２００５

(14) 山田麻以・那住麻緒・西村友恵・原田ちあき・本山純子・堤雅恵「認知症専門棟に勤務する看護師の身体活動量およびやりがいと職業性ストレスの関連」『第42回日本看護学会論文集 看護管理』３７１－３７４頁、２０１２
(15) 矢田浩紀・大森久光・船越弥生・加藤貴彦「精神科看護師の職業ストレスに関する現状の問題点と今後の展望」『産業医科大学雑誌』第32巻3号、２６５－２７２頁、２０１０
(16) 稲岡文昭・松野かほる・宮里和子「看護職にみられるBurn Outとその要因に関する研究」『看護』第36巻、81－１０４頁、１９８４
(17) 黒田美津恵・山中保代「透析専門施設における看護師の職業性ストレスに関する調査――職業性ストレス簡易調査票結果の分析から」『第42回日本看護学会論文集 看護管理』３８７－３９０頁、２０１２
(18) 守田弘美・萩原千春・宇佐美美佐江「外来看護師がストレッサーと感じる苦情内容の実態調査」『第42回日本看護学会論文集 精神看護』46－48頁、２０１２
(19) 山下一也「看護婦の精神的健康に関する研究」『日本農村医学会雑誌』第44巻6号、８４７－８４９頁、１９９６
(20) Scott, A. J. & Ladou, J.（1990）Shiftwork: effects on sleep and health with recommendations for medical surveillance and screening. *Occupational Medicine*, 5, 273-279.
(21) Harma M., Tenkanen L., Sjoblom T., Alikoski T. & Heinsalmi P.（1998）Combined effects of shift work and life-style on the prevalence of insomnia, sleep deprivation and daytime sleepiness. *Scandinavian Journal of Work, Environment & Health*, 24, 300-307.
(22) Siebenaler, M. J. & McGovern, P. M.（1991）Shiftwork consequences and considerations. *American Association of Occupational Health Nurses*, 39, 558-567.
(23) Marquie, J. C. & Foret, J.（1999）Sleep, age, and shiftwork experience. *Journal of Sleep Research*, 8, 297-304.
(24) Ribert. C. & Derriennic, F.（1999）Age, working conditions, and sleep disorders: a longitudinal analysis in the French cohort E. S. T. E. V.. *Sleep*, 22, 491-504.
(25) 影山隆之・錦戸典子・小林敏生・大賀淳子・河島美枝子「不規則交代勤務に従事する病院看護婦の職業性ストレスと不眠症との関連」『こころの健康』第17巻2号、50－57頁、２００２
(26) 影山隆之・森俊夫「病院勤務看護職者の精神衛生」『産業医学』第33巻、31－44頁、１９９１
(27) 本間千代子・中川禮子「看護職における家庭と仕事の両立葛藤」『日本赤十字社武蔵野短期大学紀要』第15巻、31－37頁、２００２
(28) 唐藤純子・西森千華「看護師の夜勤におけるストレスの要因」『第43回日本看護学会論文集 看護管理』３５５－３５８頁、２０１３
(29) 片山はるみ「感情労働としての看護労働が職業性ストレスに及ぼす影響」『日本衛生雑誌』第65巻、５２４－５２９頁、２０１０

(30) 太湯好子「看護職者の仕事に対する燃えつき症候群との関連」『川崎医学会誌』第23巻3号、143－154頁、1997
(31) 戸松真希・栗原日登美・宇賀神真紀・松本美佳「小児外科系混合病棟で働く看護師のストレス調査――小児慢性期病棟と比較して」『第43回日本看護学会論文集 小児看護』137－140頁、2013
(32) 本間千代子・真部昌子・八島妙子「看護職の職場における主任の役割葛藤」『日本赤十字武蔵野短期大学紀要16』25－35頁、2003
(33) 小西香理・畝小百合「リーダー経験2年以内の看護師のリーダー業務におけるストレス」『第43回日本看護学会論文集 看護総合』211－214頁、2013
(34) 川口貞親・豊増功次・吉田典子・鵜川晃・鈴木学美・植本雅治・笠松隆洋・宮田さおり・近森栄子「看護師のメンタルヘルスと仕事に関するソーシャル・サポートとの関連」『看護管理』第13巻9号、713－717頁、2003
(35) 三輪聖恵・志自岐康子・習田明裕「新卒看護師の職場適応に関連する要因に関する研究」『日本保健科学学会誌』第12巻4号、211－220頁、2010
(36) 池田美樹・仲谷誠・西三代子・形岡美穂子・堀川直史・山崎友子「病院職員のメンタルヘルスケアと職業性ストレス簡易調査表の活用」『日本社会精神医学会雑誌』第15巻、199－207頁、2007
(37) 福島裕人・名嘉幸一・石津宏・輿古田孝夫・高倉実「看護者のバーンアウトと5因子性格特性との関連」『パーソナリティ研究』第12巻2号、106－115頁、2004
(38) 尾崎フサ子「看護婦の仕事への満足度に関する研究――米国のICU／CCUで働く看護婦と一般内科・外科病棟で働いている看護婦の比較」『看護研究』第20巻3号、54－63頁、1987
(39) 山田修・立森久照・三木明子・山田弘人「精神科病院職員の職業性ストレスと職務満足度」『病院管理』第38巻2号、129－137頁、2001
(40) 福岡美樹・菅尾将太・工藤純子・鈴木圭子「脳神経外科病棟に勤務する看護師のストレスとレジリエンスの実態調査」『第43回日本看護学会論文集 成人看護Ⅰ』163－166頁、2013
(41) 永田美和子・小山英子・三木園生・上星浩子「新人看護師の看護実践上の困難と基礎教育の課題」『桐生短期大学紀要』第17巻、49－55頁、2006
(42) 本田由美・松尾和枝「急性期病棟におけるプリセプター看護師が捉えた新人看護師の看護実践上の問題」『日本赤十字九州国際看護大学IRR』、第8巻、61－69頁、2010
(43) 水田真由美・上坂良子・辻幸代・中納美智保・井上潤「新卒看護師の精神健康度と離職願望」『和歌山県立医科大学看護短期大学部紀要』

第7巻、21－27頁、２００４
（44）久保田友子「新人看護師のメンタルヘルス支援の検討――抑うつ、ワーク・エンゲイジメント、コーピング特性の継時的変化から」『第42回日本看護学会論文集 看護管理』34－37頁、２０１２
（45）五艘香・小瀧浩・小宮進・高畑武司「新人看護師の職場適応を心理状態から考える――継時的アンケート調査から」『日本農村医学会雑誌』第62巻1号、15－20頁、２０１３
（46）林美紀・山田里江・高間静子「看護婦の職業満足度と就業背景との関係」『日本看護研究学会雑誌』第18巻3号、52－53頁、１９９５
（47）石松直子・大塚邦子・坂本洋子「看護師のメンタルヘルスに関する研究――ストレス・職務満足度・自我状態相互の関連」『日本看護研究学会雑誌』第24巻4号、11－20頁、２００１
（48）Super, D. E.（1957）*Psychology of Careers*, New York: Harper & Brothers〔日本職業指導学会訳『職業生活の心理学』誠信書房、１９５７〕
（49）米田照美・鬼頭泰子・牧野耕次・高見知世子・藤野みつ子・梅本範子「A県における臨床看護師の職業経験・人生経験とストレス対処能力に関する調査」『第43回日本看護学会論文集 看護管理』３５１－３５４頁、２０１３
（50）Shimizu, T., Feng, Q. & Nagata, S.（2005）Relationship between Turnover and Burnout among Japanese Hospital Nurses, *Journal of Occupational Health*, 47(4), 334-336.
（51）レネ祐子・徳田志乃・田頭あい・東祥江・西典子・櫻井千夏「A病院救急病棟看護師の職業性ストレスと職務満足度――中堅看護師の職務満足度に影響を及ぼす要因」『第42回日本看護学会論文集 看護管理』３９４－３９７頁、２０１２
（52）三木明子・梅地智恵・金崎悠「看護師の職業性ストレスとメンタルヘルス――職業性ストレス簡易調査票を用いた検討」『第34回日本看護学会論文集 精神看護』74－76頁、２００４
（53）Delaney, C.（2003）Walking a Fine Line: Graduate Nurses' Transition Experiences During Orientation. *Journal of Nursing Education*, 42(10), 427-436.
（54）McKenna, L. G. & Green, C.（2004）Experiences and learning during a graduate nurse program an examination using a focus group approach. *Nurse Education in Practice*, 4, 258-263.
（55）坂口桃子・作田裕美・新井蝶子「ICU・急性期ケア領域に配属された看護系大学新卒看護師の現状と課題――グループインタビューを用いた分析から」『日本看護管理学会誌』第1巻、68－78頁、２００４
（56）Uchiyama, A., Odagiri, Y., Ohya, Y., Suzuki, A., Hirohata, K., Kosugi, S. & Shimomitsu, T.（2011）Association of Social Skills with Psycho-

logical Distress among Female Nurses in Japan. *Industrial Health*, 49(6), 677–685.

(57) 尾形広行・井原裕・犬塚彩「総合病院における看護師レジリエンス尺度の作成および信頼性・妥当性の検討」『精神医学』第52巻8号、785－792頁、2010

(58) 松岡真弓「性差による看護師ｰ患者関係における共感と信頼の特徴――女性看護師と男性看護師との相違から」『看護・保健科学研究誌』第10巻1号、210－219頁、2010

(59) 鈴木満・富永真己「医療機関におけるメンタルヘルス不全の現状と課題」『BRAIN NURSING』第27巻5号、78－84頁、2011

(60) 二宮寿美・佐藤美幸・柿並洋子・網木政江「精神科看護師の職業性ストレスとストレス対処能力（SOC）の実態」『第43回日本看護学会論文集 看護管理』363－366頁、2013

(61) 土森政雄・梶原弘平・生野繁子「K県A地域における男性看護職の職務満足感」『日本看護学会論文集 看護管理』第34巻、312－314頁、2004

(62) 田中郁代・内野かおり・井上和代・中重敬子「九州管内の副看護師長のストレスと対処行動の現状――子育て中か否か、未婚・既婚と比較して」『第42回日本看護学会論文集 看護管理』391－393頁、2012

(63) 矢野紀子・酒井淳子・羽田野花美・澤田忠幸「女性看護師の職業達成感とWell-Being」『看護管理』第34巻105号、309－331頁、2003

(64) 中尾久子「女性看護職の抑うつに対する婚姻状態の影響」『山口医学』第54巻6号、165－173頁、2005

(65) 久保陽子・永松有紀・竹山ゆみ子・阿南あゆみ・川本利恵子・金山正子・村瀬千春「精神科看護師職務満足度の影響要因検討――ストレス対処行動と性格傾向による分析」『産業医科大学雑誌』第29巻2号、169－181頁、2007

(66) 山崎登志子・齋二美子・岩田真澄「精神科病棟における看護師の職場環境ストレッサーとストレス反応との関連について」『日本看護研究学会雑誌』第25巻4号、73－84頁、2002

(67) 田尾雅夫・久保真人「バーンアウトの理論と実際」『心理学的アプローチ』誠信書房、1996

(68) 小倉克行・上野栄一「精神科病棟に勤務する看護師の性格特性と精神的健康度との関係」『富山医科薬科大学看護学会誌』、第5巻2号、19－28頁、2004

(69) 若佐美奈子「臨床心理士による新卒看護師支援の試み」『千里金襴大学紀要』第8巻、144－155頁、2011

(70) 橋本佐由理・宗像恒次「ヘルスカウンセリングセミナーの教育効果の評価――第9報」『ヘルスカウンセリング学会年報』第9巻、67－76頁、2003

(71) 宗像恒次「対人援助職としての抑うつ」『こころの看護学』第4巻1号、7頁、星和書店、2003
(72) 米澤和代・谷口清弥・池田佳子「看護師の身体症状と心理パターンに関する研究」『ヘルスカウンセリング学会年報』第12巻、97－103頁、2006
(73) Ohue, T., Moriyama, M., & Nakaya, T. (2011) Examination of a Cognitive model of stress, burnout, and intention to resign for Japanese nurses. *Japan Journal of Nursing Science*, 8, 76-86.
(74) 真鍋知香・安保恵理子・根建金男「看護師のストレス認知の違いによる自己陳述文の比較」『第42回日本看護学会論文集 精神看護』108－111頁、2013
(75) Judkins, S. & Rird, R. (2005) Hardiness, job satisfaction, and stress among home health nurses. *Home Health Care Management & Practice*, 17(2), 113-118.
(76) 影山隆之・錦戸典子・小林敏生・大賀淳子・河島美枝子「公立病院における女性看護職の職業性ストレスと精神健康度との関連」『大分看護科学研究』第4巻1号、1－10頁、2003
(77) 樋口裕也・山川裕子・藤本裕二「動く重症心身障がい病棟で働く看護師の感情とストレス要因及び反応」『第43回日本看護学会論文集 精神看護』104－107頁、2013
(78) 宮脇美保子「大卒看護師1年目の体験」『日本看護教育学会誌』第15巻1号、15－23頁、2005
(79) 久保真人・田尾雅夫「看護婦におけるバーンアウト――ストレスとバーンアウトとの関係」『実験社会心理学研究』第34巻、33－43頁、1994
(80) 元橋綾子・菊地敦・立脇洋介・飯田稔・松井豊・斎藤良夫「救急隊員の業務中における精神的負担に関する研究」『消防科学研究所報』、第40巻、99－113頁、2003

第五章

(1) 加藤寛「各論⑥災害救援者」金吉晴編集『心的トラウマの理解とケア第2報 じほう』121－131頁、2006
(2) 三木明子・黒田梨絵「救急領域の現場で看護師が被る惨事ストレスの実態と影響」『第42回日本看護学会論文集 看護総合』108－111頁、2012
(3) Lifton, R. J. (1971) *Death in Life; Survivors of Hiroshima*. Carolina: University of North Carolina Press.〔桝井迪夫・湯浅信之・越智道雄・松田誠思訳『ヒロシマを生き抜く 精神史的考察』岩波書店、2009〕

(4) Lifton, R. J. (1976) *The Life of the Self: Toward a New Psychology*. London: Deborah Rogers Limited〔渡辺牧・水野節夫訳『現代、死にふれて生きる 精神分析から自己形成パラダイムへ』有信堂高文社、１９８９〕
(5) 三木明子・黒田梨絵・田代朱音「病院勤務看護師が被る部署別の惨事ストレスとＩＥＳ-Ｒとの関連」『第43回日本看護学会論文集 看護管理』３８３－３８６頁、２０１３
(6) 冨川明子「精神科に勤務する看護師が患者に「脅かされた」と感じる体験」『日本精神保健看護学会誌』第17巻1号、72－81頁、２００８
(7) 大岡由佳・前田正治・田中みとみ・高松真理・矢島潤平・大江美佐里・金原伸一・辻丸秀策「精神科看護師が職場で被るトラウマ反応」『精神医学』第49巻2号、１４３－１５３頁、２００７
(8) 酒井千知・山田静子・野中浩幸「精神科看護師が患者から受けた暴力の実態――勤務中に受けた全ての暴力について」『岐阜医療科学大学紀要』第6巻、１０９－１１６頁、２０１２
(9) 社団法人日本看護協会『保健医療福祉施設における暴力対策指針――看護者のために』２００７
(10) 千葉まゆみ・渡辺晴子・蛇沼ひとみ・岩戸孝政・佐藤悦子「暴力被害が看護師に与える心理的影響とサポートの実態」『第42回日本看護学会論文集 精神看護』60－63頁、２０１２
(11) 全日本病院協会「院内暴力など院内リスク管理体制に関する医療機関実態調査」http://www.ajha.or.jp/voice/pdf/other/080422.pdf#search=%27%E5%85%A8%E6%97%A5%E6%9C%AC%E7%97%85%E9%99%A2%E5%8D%94%E4%BC%9A+%E5%AE%9F%E6%85%8B%E8%AA%BF%E6%9F%BB%27（２０１５年10月８日取得）
(12) 蒲田福司「米国救援組織における惨事ストレスへの取り組みとピア・サポートの現状」『トラウマティック・ストレス』第5巻1号、78－82頁、２００７
(13) 川喜田二郎『発想法――創造性開発のために』中公新書、１９６７
(14) 平林志津保・今井奈妙・大西香代子「一般病棟に勤務する看護師の対象者の捉え方」『三重看護学誌』第12巻、7－17頁、２０１０
(15) 近藤真紀子『死を看取り続ける看護師の悲嘆過程』風間書房、２０１１
(16) 早坂寿美「介護職員の死生観と看取り後の悲嘆心理――看護師との比較から」『北海道文教大学研究紀要』第34巻、25－32頁、２０１０
(17) 澤井敦「現代日本の死生観と社会構造（下）」『大妻女子大学人間関係学部人間関係学研究』第2巻、２３５－２５１頁、２００１
(18) 大山由紀子・沖野良枝「看護職と看護学生の死生観の傾向に関する比較研究」『日本看護学会論文集』第34巻、75－77頁、２００３
(19) 高橋祥友『新訂増補自殺の危険』金剛出版、２００５
(20) 高橋祥友『医療者が知っておきたい自殺のリスクマネジメント』医学書院、２００２

(21) 今村芳博・小野寺美紀・山辺麻紀・本田純久・宮田雄吾「精神科病棟スタッフの緊急時心理的変化と介入」『日本社会精神医学会誌』、第17巻、２９７－３０５頁、２００２
(22) 折山早苗・渡邉久美「患者の自殺・自殺企図に直面した精神科看護師のトラウマティック・ストレスとその関連要因」『日本看護研究学会雑誌』第5巻、49－56頁、２００８
(23) 寺岡貴子「精神科病院で患者の自殺に遭遇した看護師に生じる反応とそのプロセス」『日本精神保健看護学会誌』第19巻1号、１－11頁、２０１０
(24) 福山なおみ・石川幸代「患者の自殺を体験した看護師のポストベンションに関する一考察」『共立女子短期大学看護学科紀要』第3巻、83－86頁、２００８
(25) 古元邦子「入院患者の自殺後の病棟スタッフへの心理的介入」『心理臨床学研究』第30巻2号、１５０－１６０頁、２０１２
(26) 釜英介「自殺事故に遭遇した職員のこころのケア」『医学のあゆみ』第２２７巻11号、９９５－９９７頁、２００８
(27) 高橋祥友・福間詳『自殺のポストベンション－残された人々への心のケア』医学書院、２００４
(28) 五十嵐透子「入院中の患者の自殺を体験した看護師へのコンサルテーション」『心理臨床学研究』第21巻５号、４７１－４８３頁、２００３
(29) 寺岡征太郎・柴田真紀「患者の自殺に直面した看護者の対処行動の分析——精神科看護者がインタヴューで語った内容から」『日本精神保健看護学会誌』第13巻1号、53－62頁、２００４
(30) Akechi, T., Sakuma, K., Okamura, M., Akizuki, N., Oba, A., Nakano, T., & Uchitomi, Y. (2004) Post Traumatic Symptoms Experienced by a Nurse after a Patient Suicide. *The Japanse Society of General Hospital Psychiatry*, 16(1), 49-54.

第六章

(1) 川添文子・古屋有華・高宮静男・白川敬子・井戸りか・上月遙「総合病院におけるメンタルヘルス支援の実践」『臨床精神医学』第42巻10号、１２０９－１２１４頁、２０１３
(2) 丹村敏則・関島和実・青山晃士・橋本清子・宮本忠壽「一般病院における職員に対するメンタルヘルス——メンタルヘルス活動、10年目の検討から」『日本農村医学会雑誌』第62巻5号、７５９－７６７頁、２０１４
(3) 熊倉伸宏『メンタルヘルス原論』新興医学出版社、２００４
(4) 厚生労働省「平成24年度労働者健康状況調査」http://www.e-stat.go.jp/SG1/estat/GL08020103.do?_toGL08020103_&tclassID=000001052478&cy-

cleCode=0&requestSender=estat（２０１４年10月20日取得）
（5）畠山とも子「職員が利用するカウンセラーを導入して――当院のメンタルヘルスケア実践」『看護管理』第16巻5号、３５９頁、２００６

第七章

（1）Frankl. V. E.（1955）*Pathologie des zeitgeistes: RundfunkvorträgeüberSeelenheilkunde. Wien*: Verlage: Franz Deuticke〔宮本忠雄訳『時代精神の病理学――心理療法の26章』みすず書房、２００２〕
（2）中井久夫「はじめに考えておくこと」中井久夫・山口直彦『看護のための精神医学』医学書院、２００１
（3）Mayeroff. M.（1965）On Caring. *International Philosophical Quarterly*, 5, 462-474.
（4）中井久夫『記憶の肖像』みすず書房、１９９２
（5）Kleinman, A.（2012）Caregiving as moral experience. *The Lancet*, 380, 1550-1551.
（6）Kleinman, A.（2015）Care: in search of a health agenda. *The Lancet*, 386, 240-241.
（7）皆藤章「スーパーヴィジョンにおける臨床性」皆藤章編『心理臨床実践におけるスーパーヴィジョン――スーパーヴィジョン学の構築』日本評論社、２０１４
（8）河合隼雄『カウンセリングの実際問題』誠信書房、１９７０
（9）皆藤章「ひとりの心理臨床家の考える人間の生とアーサー・クラインマンの存在」皆藤章編・監訳『ケアすることの意味』誠信書房、２０１５
（10）Bowlby, J.（1980）*Attachment and loss: Vol.3; Loss, sadness and depression*. New York: Basic Books〔黒田実郎・吉田恒子・横浜恵三子訳『母子関係の理論Ⅲ対象喪失』岩崎学術出版社、１９８１〕
（11）武井麻子『感情と看護――人とのかかわりを職業とすることの意味』医学書院、２００１
（12）Malan, D. H.（1979）*Individual psychotherapy and the science of psychodynamics*. London: Butterworth〔鈴木龍訳『心理療法の臨床と科学』誠信書房、１９９２〕
（13）Winnicott, D. W.（1965）Maturational Process and the Facilitating Environment: Studies in the Theory of Emotional Development. *The International Psycho-Analytical Library*, 64, 1-276.〔牛島定信訳『情緒発達の精神分析理論』岩崎学術出版社、１９９７〕

初出一覧（本書の執筆に際しては各文献に大幅な加筆修正が施されています）

・第一章「ケアにおけるケガレと女性性――看護の起源と発展という視点から」『和歌山大学教育学部紀要 人文科学』第64号、59－64頁、2014

・第二章「性被害を契機にした身体と女性性における解離の解消過程――〝見る〟ことと〝見られる〟ことという視点から」『ユング心理学研究』第7巻1号、151－170頁、2014

・第三章「ケアにおける身体性――看護ケアにおける身体性が患者と看護師に与える心理的影響」『京都大学大学院教育学研究科紀要』第61号、93－105頁、2015

・第四章「看護師のストレスと心理的疲弊にかかわる要因――先行研究からの分類を通して」『ヒューマン・ケア研究』第16巻2号、103－115頁、2016

・第五章「患者の自殺が看護師に与える心理的影響と臨床心理士による心理的支援の検討」『京都大学大学院教育学研究科紀要』第59号、485－497頁、2013

・第六章「急性期病院で勤務する医療従事者への心理臨床的支援の実践」『京都大学大学院教育学研究科付属臨床教育実践研究センター紀要』第18号、104－114頁、2014

・第七章「献身的ケアにおける互酬性に関する一考察――ケア本来のありようと自己課題充足のためのケアを比較して」『京都大学大学院教育学研究科紀要』第60号、301－313頁、2014

「〝職業としてのケア〟がもたらす〝やりがい〟と内的葛藤――ケア従事者への心理的支援に活かすスーパーヴィジョン知の提案」『心理臨床スーパーヴィジョン学』創刊号、7－19頁、2015

「医療の場におけるケアするひとへのケア――医療従事者への心理的支援という実践から」皆藤章監修『いのちを巡る臨床――生と死のあわいに生きる臨床の叡智』創元社、2018

あとがき

2011年、東日本大震災のこころのケアで岩手県の中学校を訪れた際に、生徒や教員とのこころの距離が埋められずに苦しんだことがありました。しかし、ふとしたきっかけから生徒たちが私に方言を教えるようになり、それを通じて彼らの表情が日に日に明るくなっていったのです。そこには、彼らが意識していないにもかかわらず、教えるというケアをすることで癒やされている姿がありました。また、当時の私は、密かに人生の悩みを抱えていました。けれども、強く生きようともがく彼らに必死で寄り添おうとするうちに、彼らとともに私のこころも静かに癒やされていきました。

本書のもとになる論文は、私自身のそうしたケア体験に端を発して生まれたものです。ケアがもたらすものについて考える中で、博士論文「ケアを職業とすることがもつ心理臨床的意味——看護師の心理的疲弊とその支援から」をまとめました。本書は、2016年3月に京都大学大学院教育学研究科より博士号を授与されたものに加筆、修正したものです。多くの方に支えられてこの書を執筆できましたことを、この場を借りて御礼申し上げます。

特に、指導教官であった皆藤章先生には、臨床のこころを教えていただくとともに、博士論文執筆から本書の完成に至るまで導いていただきました。時に厳しい先生の教えには深く温かい人情があり、指導もまたケアであることを教えていただきました。この度は私にはもったいない序文を寄せてくださり、こころより感謝申し上げます。

本書の元となった博士論文を審査してくださった高橋靖恵先生と岡野憲一郎先生には、丁寧なご助言をいただきました。臨床家である両先生の、豊富な経験による深い洞察から多くを学ばせていただきました。そして、事例公開を許可してくださったクライエントの皆様や、これらの事例を抱える力を育んでくださったスーパーヴァイザー、分析家の先生にも深く御礼申し上げます。

また、福村出版の松山由理子さんが執筆の基本から丁寧に教え支えてくださったことで、出版することができました。堅い学位論文を、ケアの現場に還元できるものにするためにさまざまな助言をくださいました。

最後に、博士論文執筆中から私の研究を応援し生活を支えてくれた夫と、データの打ち込み等を深夜まで手伝ってくれた友人の貴志祐子さんにも、こころからの感謝を伝えたいと思います（ついでに、「ママー、遊んで！」と強制的に休息させてくれたおチビさんもありがとう）。

本書は、博士論文提出直後に生まれた息子と、同時期に病を患った母への、いわゆる「ダブル・ケア」を行いながら執筆してきました。ともに息子を見守ってくださる保育士さんや、母を助けてくださるヘルパーさんの存在、時にはその思いやりに満ちた言葉に、私もまたケアされながら本書を書き上げることができました。この書は、そうしたすべてのケアするひとと、ケアするひとをケアしようとするひとに、感謝と敬意をもって捧げたいと思います。

坂田　真穂

2020年11月

▶サ行

索　引

著者紹介

坂田真穂（さかた　まほ）

1974年生まれ
1997年　和歌山大学教育学部卒業
1999年　和歌山大学大学院教育学研究科修士課程修了
2001年　オクラホマシティ大学大学院人文学研究科修了
2015年　京都大学大学院教育学研究科博士課程研究指導認定退学
2016年　京都大学大学院教育学研究科博士課程修了
現　在　相愛大学人文学部准教授。博士（教育学）。臨床心理士。公認心理師
共著書　『いのちを巡る臨床——生と死のあわいに生きる臨床の叡智』創元社 2018、『家族心理学年報 35　個と家族を支える心理臨床実践Ⅲ——支援者支援の理解と実践』金子書房 2017、『加害者臨床』日本評論社 2012、『Q＆A　少年非行を知るための基礎知識』明石書店 2008、『現代のエスプリ 491　加害者臨床——憎しみの環を断つために』至文堂 2008

ケアー語《かた》りの場《ば》としての心理臨床《しんりりんしょう》

看護《かんご》・医療現場《いりょうげんば》での心理的支援《しんりてきしえん》

2020年 12月 10日　初版第1刷発行

著　者　坂田真穂
発行者　宮下基幸
発行所　福村出版株式会社
〒113-0034　東京都文京区湯島 2-14-11
電話　03-5812-9702　FAX　03-5812-9705
https://www.fukumura.co.jp
印　刷　株式会社文化カラー印刷
製　本　協栄製本株式会社

ISBN978-4-571-24087-4 C3011　Printed in Japan